医药高等职业教育创新示范教材

医药行业卫生学基础

第 2 版

（供化学制药技术、中药制药、生物制药技术、药品生产技术、药物制剂技术等专业用）

主 编 韩 璐

主 审 李榆梅

编 者 （以姓氏笔画为序）

张 萌（天津生物工程职业技术学院）

张可君（天津生物工程职业技术学院）

张秀婷（天津生物工程职业技术学院）

韩 璐（天津生物工程职业技术学院）

靳 曼（天津生物工程职业技术学院）

中国健康传媒集团

中国医药科技出版社

内 容 提 要

本教材是"医药高等职业教育创新示范教材"之一，系根据本课程教学要求和本套教材编写要求编写而成。全书共包含五个项目：卫生学基础概念、药品生产过程中的卫生管理要求、洁净区作业、医药行业消毒灭菌技术、药品储存与运输的卫生要求。致力于向学生传授医药行业卫生学的基础理论和实践技能，使学生全面理解并掌握卫生学的基础知识，以及药品生产过程中的卫生管理要求和GMP标准。熟悉医药行业常用的消毒灭菌技术，并了解药品制造车间的洁净区作业知识，从而确保药品生产、储存及运输过程的卫生与安全。本教材为书网融合教材，即纸质教材有机融合电子教材、教学配套资源（PPT、图片等）、数字化教学服务，使教学资源更加多样化、立体化。

本教材可供全国高等职业院校化学制药技术、中药制药、生物制药技术、药品生产技术、药物制剂技术等专业师生作为教材使用，还可作为医药行业从业人员的培训教材和参考书。

图书在版编目（CIP）数据

医药行业卫生学基础/韩璐主编. — 2版. — 北京：中国医药科技出版社，2024.5

医药高等职业教育创新示范教材

ISBN 978-7-5214-4691-3

Ⅰ.①医… Ⅱ.①韩… Ⅲ.①卫生学–高等职业教育–教材 Ⅳ.①R1

中国国家版本馆CIP数据核字（2024）第110226号

美术编辑 陈君杞

版式设计 友全图文

出版 **中国健康传媒集团** | 中国医药科技出版社

地址 北京市海淀区文慧园北路甲22号

邮编 100082

电话 发行：010-62227427 邮购：010-62236938

网址 www.cmstp.com

规格 889×10194mm $\frac{1}{16}$

印张 8

字数 223千字

初版 2012年8月第1版

版次 2024年5月第2版

印次 2024年5月第1次印刷

印刷 河北环京美印刷有限公司

经销 全国各地新华书店

书号 ISBN 978-7-5214-4691-3

定价 **39.00元**

获取新书信息、投稿、为图书纠错，请扫码联系我们。

党的二十大报告提出，把保障人民健康放在优先发展的战略位置，完善人民健康促进政策。深入开展健康中国行动和爱国卫生运动，倡导文明健康生活方式。鉴于科技的日新月异与医药行业卫生学领域的迅猛进步，我们深感对原版进行修订与更新的必要性，以保障内容的精准性与实用性。此次再版，我们对原版进行全面升级与优化，旨在更好地契合医药行业卫生学领域的快速发展与不断演变的需求。

在修订过程中，我们对原版内容进行了系统梳理与改进。结合最新的行业准则与课程思政教育实践，对各章节进行了深入细致的更新与拓展。同时，编写团队亦重视保持教材简洁易读的特点，以确保读者能够轻松掌握并应用所学知识。

我们衷心期盼，《医药行业卫生学基础》的再版能够为医药行业的卫生学研究与实践提供坚实的支撑与指引。多年的教育实践表明，职业院校在培养学生的职业素养方面扮演着举足轻重的角色。通过强化职业素养教育，使学生熟悉医药行业的基本要求，具备专业素养，从而毕业后能够迅速融入工作岗位，成长为合格的医药行业从业者。

在编写本教材时，我们深入调研了与本专业紧密相关的医药行业领军企业，充分体现了教学过程的实践性、开放性与职业性。本教材坚持以能力为核心，以学生为中心，强调"教、学、做"的有机融合，彰显了职业教育面向社会、面向行业、面向企业的教育理念。本教材对于推动医药类职业院校教育教学改革、促进职业教育与生产实践、技术推广的紧密结合、加强学生职业技能的培养以及加速医药行业高素质技术技能人才培养等方面，均发挥了积极的推动作用。本教材为书网融合教材，即纸质教材有机融合电子教材、教学配套资源（PPT、图片等）、数字化教学服务，使教学资源更加多样化、立体化。

本教材可供全国高等职业院校化学制药技术、中药制药、生物制药技术、药品生产技术、药物制剂技术等专业师生作为教材使用，还可作为医药行业从业人员的培训教材和参考书。

鉴于学科不断发展，书中难免存在不足之处，恳请广大读者批评指正，以便修订时完善。

编　者
2024年5月

项目一　卫生学基础概念

导言

在医药行业的宏大画卷中，卫生学以其独特的魅力，绘制出一道道精细而重要的线条。它不仅渗透进药品研发的细微之处，也贯穿药品的生产、储存和销售过程中，成为医药安全的守护者。

学习目标

知识目标

1. **掌握**　医药行业卫生学的定义。
2. **熟悉**　医药行业卫生学的应用。
3. **了解**　医药行业卫生学的重要性。

技能目标

1. 熟知医药行业的特殊性。
2. 熟知卫生学在医药行业可持续发展中的关键所在。

素质目标

通过对医药行业特殊性的学习，理解药物生产中严格卫生管理的必要性，树立高度的职业责任感。

任务一　卫生学与医药行业卫生学

PPT

一、卫生学概述

卫生学是一门综合性的科学，它致力于研究和探索如何维护和促进人类的健康。它不仅仅关注个体的健康，更着眼于整个人类社会的健康福祉。卫生学的内容丰富多样，从环境卫生到个人卫生，从营养卫生到职业病防治，每个领域都包含着深刻的知识和实践经验。

1. **环境卫生**　是卫生学的一个重要组成部分。它主要研究如何通过改善生活环境来减少疾病的发生和传播。环境卫生涉及空气质量、水质、土壤污染等多个方面。例如，空气质量的好坏直接关系到人们的呼吸健康，而水质的好坏则直接关系到人们的饮食安全。因此，环境卫生对于维护人们的生命安全和身体健康至关重要。

2. **个人卫生**　是卫生学关注的重要领域。个人卫生涉及日常生活中的许多方面，如勤洗手、定期洗澡、合理饮食等。这些看似微不足道的行为，实际上对于预防疾病、保持身体健康具有重要意义。通过加强个人卫生教育，人们可以养成良好的卫生习惯，从而有效地减少疾病的发生和传播。

3. **营养卫生**　是卫生学不可忽视的领域。合理的饮食结构对于保持身体健康具有至关重要的作用。

营养卫生研究如何通过科学的饮食搭配来满足人体的营养需求，预防营养不良和营养过剩等问题。例如，适量的蛋白质摄入可以帮助人们保持肌肉和器官的健康，而适量的维生素摄入则有助于增强免疫力、预防疾病。

4. **职业病防治** 是卫生学的一个重要方面。随着工业化和城市化的发展，职业病问题日益突出。卫生学通过研究职业病的成因和预防措施，帮助企业和员工减少职业病的发生，保护劳动者的健康权益。

综上所述，卫生学是一门广泛而重要的科学，它涉及人类健康的方方面面。通过深入研究和实践，卫生学不仅可以帮助人们预防疾病、保护生命安全和身体健康，还可以推动社会的进步和发展。因此，我们应该重视卫生学的研究和应用，为人类的健康福祉贡献更多的智慧和力量。

二、医药行业卫生学概述

1. **医药行业卫生学的定义** 医药行业卫生学是一门专门研究医药行业中卫生问题及其解决方案的学科。它涵盖了医药生产、储存、运输、销售和使用等各个环节的卫生要求，以确保药品的质量和安全性。医药行业卫生学不仅关注药品本身的卫生质量，还涉及生产环境、设备、人员操作等多个方面的卫生管理。

2. **医药行业卫生学的目的** 是预防和控制药品生产过程中的微生物污染、交叉污染和其他有害因素，确保药品的纯净度和稳定性。它要求医药企业建立严格的卫生管理制度，采取科学有效的卫生措施，确保药品从原料到成品的整个生产过程符合卫生标准，从而保障患者的用药安全和有效。

3. **医药行业卫生学的研究内容** 包括药品生产环境的卫生控制、设备设施的清洁消毒、人员操作的规范化和卫生知识的培训等。它涉及微生物学、环境卫生学、消毒学等多个学科的知识，需要综合运用各种技术手段和方法，以确保药品生产过程的卫生质量和安全性。

4. **医药行业卫生学的意义** 对于保障公众健康、促进医药行业的可持续发展具有重要意义。随着医药行业的不断发展和人们对药品安全性要求的不断提高，医药行业卫生学的研究和应用将越来越受到重视。

任务二　卫生学在医药行业中的重要性

PPT

一、医药行业的特殊性

医药行业是一个关乎人类健康和生命安全的特殊行业，因此，它受到了来自政府、行业协会和公众的高度关注和严格监管。这种监管不仅体现在对药品研发、生产、销售等各个环节的严格把控，更体现在对卫生标准和生产规范的极高要求上。

1. **医药行业对卫生标准的要求极高** 药品的生产过程中，任何微小的污染都可能对药品的质量和安全性造成严重影响。因此，药品生产企业必须建立严格的卫生管理制度，确保生产环境的清洁和卫生。同时，药品生产人员也必须接受专业的卫生培训，掌握正确的卫生知识和操作规范，避免在生产过程中引入任何污染物。

2. **医药行业对生产规范的要求极为严格** 药品的生产过程必须遵循一系列的生产规范，包括工艺流程、设备选择、原材料采购、质量控制等方面。这些规范不仅是为了保证药品的质量和安全性，更是为了保障药品的疗效和稳定性。药品生产企业必须严格按照生产规范进行生产，否则将可能面临药品召回、生产许可证吊销等严重后果。

3. 医药行业受到来自政府、行业协会和公众的严格监管　政府会制定一系列法律法规，对药品的研发、生产、销售等各个环节进行规范和管理。行业协会也会制定行业标准和自律规范，推动行业的健康发展。公众则通过舆论监督、消费者维权等方式，对药品的质量和安全性进行监督和评价。

总之，医药行业作为一个高度监管的行业，对卫生标准和生产规范的要求极为严格。这种严格的要求不仅是为了保障药品的质量和安全性，更是为了保障人类的健康和生命安全。因此，药品生产企业必须严格遵守相关法规和规范，不断提升自身的生产能力和管理水平，为人类健康事业做出更大的贡献。

为了更好地说明医药行业的严格监管，我们举一些具体的例子。例如，药品研发阶段需要进行大量的临床试验，以确保药品的有效性和安全性。这些试验必须在严格的监管下进行，以确保试验数据的真实性和可靠性。此外，药品生产过程中的原材料采购也必须符合相关法规和规范，以确保原材料的质量和安全性。

同时，随着科技的不断进步，医药行业也在逐步实现数字化转型。通过引入先进的技术和设备，药品生产企业可以实现对生产过程的实时监控和数据分析，进一步提升生产效率和产品质量。这种数字化转型不仅有助于提升药品生产企业的竞争力，也有助于提高药品的质量和安全性。

我们还需要认识到，医药行业的严格监管和高要求是为了保障人类的健康和生命安全。作为消费者，我们也应该关注药品的质量和安全性，选择正规渠道购买药品，遵守用药规范，共同维护自身和他人的健康。

综上所述，医药行业作为一个高度监管的行业，对卫生标准和生产规范的要求极为严格。这种严格的要求不仅体现在对药品研发、生产、销售等各个环节的严格把控上，更体现在对卫生标准和生产规范的极高要求上。随着科技的不断进步和公众健康意识的提高，医药行业将继续迎来新的挑战和机遇。未来，在政府、行业协会、药品生产企业和社会各界的共同努力下，医药行业将不断提升自身的生产能力和管理水平，为人类健康事业做出更大的贡献。

二、医药行业中的卫生学应用

卫生学在医药行业中扮演着至关重要的角色，它是确保药品质量和安全的关键所在。随着全球化和科技进步的加速，医药行业面临着前所未有的挑战和机遇。卫生学作为医药行业的基石，其重要性愈发凸显。据世界卫生组织（WHO）数据显示，全球每年因医疗卫生问题导致的死亡人数高达数百万，其中许多病例与卫生管理不善直接相关。因此，加强医药行业卫生学的研究与实践，对于提高医疗服务质量、保障患者安全、促进医药行业健康发展具有重大意义。

医药行业卫生不仅关乎患者的生命安全和健康，也是医药企业可持续发展的关键。随着消费者对医疗质量和安全性的要求日益提高，卫生管理成为医药企业提升竞争力的重要手段。

正如世界卫生组织总干事谭德塞所言："卫生安全是全球性的挑战，需要全球性的解决方案。"医药行业卫生学作为保障全球卫生安全的重要组成部分，需要各国政府、医药企业和科研机构共同努力，加强合作与交流，共同推动卫生学研究和实践的深入发展。

思政案例

某知名药企，凭借其在卫生学领域的卓越表现，成功地在药品生产过程中降低了微生物污染的风险，从而极大地提升了药品的质量和安全性。这一重大成就不仅赢得了广大消费者的深深信赖，也为企业带来了显著的市场份额和极高的声誉。

这家药企始终坚持以患者的安全和健康为首要任务，投入大量资源致力于提高药品生产的卫生学标准。他们深知，药品作为一种直接关系到人们生命安全的特殊商品，其质量和安全性至关重要。因此，他们通过引进先进的生产设备和技术，严格执行药品生产质量管理规范，确保每一道生产环节都符合最高的卫生学要求。

在药品生产过程中，微生物污染是一个不容忽视的问题。微生物污染不仅可能导致药品变质，降低药效，还可能引发严重的药品不良反应，对患者的健康造成威胁。因此，这家药企在药品生产的每一个环节都采取了严格的卫生学措施，包括空气净化、设备消毒、人员培训等，以确保药品的纯净度和安全性。

通过不懈的努力，这家药企的药品在市场上备受欢迎，赢得了消费者的广泛好评。同时，这家药企也因其卓越的品质和信誉，赢得了更多的市场份额，成为行业内的佼佼者。

这家药企的成功经验告诉我们，只有始终坚持以人为本，以患者的安全和健康为首要任务，才能在激烈的市场竞争中立于不败之地。同时，也提醒我们，药品生产过程中的卫生学问题不容忽视，只有严格执行药品生产质量管理规范，才能确保药品的质量和安全性，保障患者的利益。

医药行业卫生学的重要性不仅体现在保障患者安全和提升医药企业竞争力上，更在于其对于维护全球卫生安全和促进医药行业可持续发展的深远影响。

1. 药品研发中的卫生学　药品研发阶段中的卫生学应用，不仅是科技创新的重要保障，更是对科研严谨性的极致追求。在这一至关重要的环节中，实验环境的精密控制显得尤为重要。实验室内的空气质量、温湿度、光照等条件都需要经过严格的调控，以确保实验条件的洁净与稳定。这种对环境的精细管理，为科研人员提供了一个理想的实验场所，使得他们能够专注于研究本身，而无须担心外界因素的干扰。

在实验室内，研究人员的着装也是卫生学应用的一部分。整洁的实验服，专业的防护设备，如手套、口罩和护目镜等，可以最大限度地减少与微生物和污染物的接触。这种专业的防护措施不仅保护了研究人员的身体健康，也确保了实验数据的准确性和可靠性。

除了硬件条件的保障，卫生学应用还体现在研究人员的行为规范上。他们必须严格遵守卫生操作规范，如定期清洁实验台、正确使用实验器材、及时记录实验数据等。这些看似微不足道的细节，却直接关系到实验结果的准确性和可靠性。因此，研究人员应在实验中始终保持高度的警惕和严谨的态度，以确保每一个步骤都符合卫生学要求。

在研发阶段，卫生学应用的重要性不言而喻。它不仅为科研人员提供了一个安全、洁净的实验环境，更是确保实验数据准确性和可靠性的关键所在。正是因为有了这样的保障，科技创新才能够得以顺利进行，为人类社会的进步和发展做出更大的贡献。

2. 药品生产中的卫生学　在药品生产的每一个环节，卫生学都扮演着至关重要的角色，它是药品质量的坚定守护者。当药品进入生产阶段，卫生管理要求变得尤为严格，因为任何疏忽都可能导致药品质量的下降，甚至可能威胁到患者的生命安全。因此，生产厂家必须严格遵循卫生管理要求，确保生产过程的每一环节都符合卫生标准。

（1）原材料的选择与检验　是药品生产的基础。生产厂家需要从可靠的供应商处采购原材料，并对每一批次的原材料进行严格的质量检验。这包括对原材料的外观、气味、纯度、稳定性等方面进行全面检测，以确保其符合生产要求。此外，对于某些特殊原材料，生产厂家还需要进行微生物限度检验，以确保其无菌或低菌状态，防止微生物污染。

（2）生产设备的清洁与维护 也是至关重要的。生产设备在生产过程中会直接接触药品，如果设备存在污垢或被微生物污染，将直接影响药品的质量。因此，生产厂家需要定期对生产设备进行清洁和消毒，以确保设备表面无菌。同时，对于设备的维护和保养也不容忽视，定期的检查和维修可以保证设备的正常运转，防止因设备故障而导致的生产中断和药品质量下降。

（3）生产人员的培训与操作 也是卫生管理的重要环节。生产人员是药品生产的直接执行者，他们的操作规范与否直接关系到药品的质量。因此，生产厂家需要对生产人员进行严格的培训和考核，确保他们掌握正确的操作方法和卫生知识。同时，生产厂家还需要建立严格的卫生操作规范，要求生产人员在生产过程中严格遵守卫生要求，如穿洁净的工作服、戴口罩和手套等，以防止微生物的污染。

通过这一系列措施，生产厂家能够最大限度地减少污染和交叉污染的风险，为药品的安全性和质量保驾护航。同时，这也是生产厂家履行社会责任、保障公众健康的具体体现。在未来的药品生产过程中，卫生学将继续发挥其不可或缺的作用，为药品质量和人类健康提供保障。

总之，卫生学在药品生产阶段的重要性不言而喻。生产厂家必须高度重视卫生管理要求，确保生产过程的每一环节都符合卫生标准。只有这样，才能生产出安全、有效、质量稳定的药品，为患者带来真正的福祉。

3. 药品的储存与销售：卫生学在其中扮演关键角色 药品作为人们治疗疾病、维护健康的重要工具，其品质和安全性直接关系到患者的生命安全和身体健康。在药品的生产过程中，卫生学发挥了至关重要的作用，确保了药品的纯净度和有效性。然而，药品的储存和销售阶段同样需要卫生学发挥重要作用，以确保药品在流通过程中保持其原有的品质和安全。

（1）药品的储存环境 对于其品质和安全具有至关重要的影响。干燥、通风、避光的环境是药品储存的基本要求。在这样的环境下，药品能够远离潮湿、霉变等不利因素，从而保持其原有的药效和稳定性。因此，药品储存场所的选择和建设必须符合卫生学标准，以确保药品储存的安全和有效性。

（2）药品的包装和标识 也是卫生学关注的重点。合理的包装材料选择、规范的标识设计以及准确的说明书内容，都是确保消费者能够正确、安全地使用药品的关键。通过符合卫生学要求的包装和标识，消费者可以清晰地了解药品的使用方法、注意事项以及可能存在的风险，从而做出明智的用药决策。

（3）药品的销售过程 也需要严格的卫生管理。销售人员需要接受专业的卫生知识培训，了解药品的储存、运输和销售要求，以确保药品在流通过程中不受污染和损坏。同时，销售场所的卫生状况也需要定期检查和清洁，以保持药品销售环境的卫生和安全。

总之，通过严格的卫生管理，我们能够确保药品在储存和销售过程中的品质和安全，为消费者提供健康保障。这不仅体现了卫生学在药品流通过程中的重要性，也体现了我们对消费者生命安全和身体健康的负责态度。在未来的药品管理工作中，我们应继续加强卫生学的应用和实践，不断提升药品的品质和安全性，为人们的健康保驾护航。

综上所述，卫生学在医药行业中发挥着至关重要的作用。它是药品研发、生产、储存和销售过程中不可或缺的一环，为医药安全提供了坚实的保障。正是有了卫生学的支持，我们才能放心地享受药品带来的健康福祉，迈向更加美好的未来。

三、卫生学在医药行业中的挑战与机遇

随着科技的飞速发展和医药行业日新月异的变化，卫生学在医药领域的应用愈发广泛和深入。这不仅体现在传统药品的研发和生产过程中，还延伸到了新兴的生物技术和医疗设备的研发与应用中。在这一变革中，卫生学在医药行业的作用愈加凸显，它不仅仅是一门学科，更是医药行业健康、稳定、持续发展的关键因素。

1. 行业数字化、智能化发展带来的挑战和机遇　自动化、智能化生产设备的引入，为医药行业带来了革命性的变革。这些先进的设备不仅提高了生产效率，降低了成本，还显著提升了药品的质量和安全性。然而，这些新技术的应用，也对卫生学提出了更高的要求。在自动化生产线上，如何确保生产环境的洁净度，防止微生物和污染物的侵入，成为亟待解决的问题。此外，对生产设备进行有效的清洁和维护，确保其在最佳状态下运行，也是卫生学在医药行业中的重要应用之一。

除了生产环境的卫生管理，生产人员的个人卫生也是卫生学在医药行业中的关键环节。在药品生产过程中，任何微小的污染都可能对药品的质量和安全性造成严重影响。因此，生产人员必须严格遵守卫生规范，穿戴合适的防护服、手套、口罩等，以防止细菌、病毒等微生物的侵入。同时，定期的健康检查和培训也是必不可少的，以确保生产人员的身体健康和卫生知识的更新。

除了生产环节，卫生学在医药行业的研发和应用中也发挥着重要作用。在药品研发过程中，卫生学知识可以帮助研究人员有效避免实验过程中的污染和交叉污染，确保实验结果的准确性和可靠性。在新药的临床试验中，卫生学更是扮演着至关重要的角色，确保试验过程的合规性和受试者的安全。

此外，随着医药行业的不断发展，卫生学在医疗设备的研发和应用中也逐渐凸显出其重要性。医疗设备的卫生状况直接关系到患者的生命安全和医疗效果。因此，在医疗设备的研发过程中，必须充分考虑其卫生性能，确保设备在使用过程中能够有效防止微生物的滋生和传播。同时，在医疗设备的使用过程中，也需要有专业的卫生学知识来指导设备的清洁和维护，以确保其长期稳定运行和患者的安全。

综上所述，随着科技的不断进步和医药行业的快速发展，卫生学在医药行业中的应用也在不断拓展和深化。它不仅提高了药品的质量和安全性，还保障了患者的生命安全和医疗效果。因此，我们必须充分认识到卫生学在医药行业中的重要性，不断加强卫生学的研究和应用，为医药行业的健康、稳定、持续发展提供有力保障。

2. 全球化和万物互联带来的挑战和机遇　随着全球化的深入发展和互联网的广泛应用，药品的国际贸易和电子商务已成为行业中的重要组成部分。然而，这也带来了一个复杂且多变的问题——如何确保药品在储存和运输过程中的质量和安全。

药品作为直接关系到人类生命健康的特殊商品，其质量和安全性至关重要。在药品的生产、储存、运输和使用等各个环节中，任何一个环节的失误都可能导致药品的质量和安全性受到威胁。特别是在药品的储存和运输过程中，由于环境、温度、湿度、光照等多种因素的影响，药品可能会发生变质、污染、损坏等问题，从而给人们的生命健康带来潜在的风险。

因此，卫生学在医药行业中面临着新的挑战。一方面，需要加强对药品储存和运输过程的监管和管理，确保药品在储存和运输过程中的环境符合规定要求，防止药品受到污染和损坏；另一方面，需要加强对药品储存和运输技术的研究和创新，探索更加安全、高效、便捷的药品储存和运输方式，提高药品的质量和安全性。

为了实现这些目标，我们可以采取一系列措施。首先，加强对药品储存和运输人员的培训和教育，增强他们的专业素养和安全意识，确保他们能够正确地操作和管理药品。其次，加强对药品储存和运输

环境的监测和控制，及时发现和解决问题，确保药品在储存和运输过程中的环境稳定和安全。最后，加强对药品储存和运输技术的研究和创新，不断创新更加先进的药品储存和运输技术，提高药品的质量和安全性。

总之，随着全球化和互联网的快速发展，药品的国际贸易和电子商务已成为行业中的重要组成部分。然而，这也带来了药品储存和运输过程中的质量和安全问题。因此，卫生学在医药行业中需要加强对药品储存和运输过程的监管和管理，加强对药品储存和运输技术的研究和创新，确保药品在储存和运输过程中的质量和安全，保障人们的生命健康。

另外，药品储存和运输的问题不仅仅是技术和管理层面的问题，也涉及伦理和法律层面的问题。在药品的国际贸易和电子商务中，如何保障药品的合法性和合规性，防止假冒伪劣药品的流通，也是卫生学需要关注的重要问题。

此外，随着科技的进步和数字化的发展，我们也可以利用先进的技术手段来提高药品储存和运输的效率和安全性。例如，通过物联网技术的应用，可以实时监测药品的储存和运输环境，及时发现和解决问题；通过大数据的分析和挖掘，可以优化药品的储存和运输路径，提高药品的流通效率和安全性。这些技术的应用，将为药品的储存和运输提供更加智能化、精准化、可靠化的解决方案。

综上所述，药品的储存和运输是医药行业中一个复杂且重要的问题。卫生学需要加强对药品储存和运输过程的监管和管理，加强对药品储存和运输技术的研究和创新，同时也需要关注伦理和法律层面的问题，利用先进的技术手段提高药品储存和运输的效率和安全性，为人们的生命健康保驾护航。

卫生学在医药行业中具有举足轻重的地位。随着科技的不断进步和医药行业的快速发展，卫生学在医药行业中的应用也在不断拓展和深化。因此，医药行业从业者必须不断学习和实践卫生学知识，以适应行业的发展和变化，确保药品的质量和安全，保障患者的生命健康。同时，政府和监管机构也应加强对卫生学在医药行业中应用的监管和指导，为医药行业的健康发展提供有力的保障。

随着科技的不断进步，卫生学在医药行业中的应用也将更加广泛，例如，利用大数据、人工智能等技术手段，可以更加精准地预测和控制药品生产和储存过程中的卫生风险，提高药品的质量和安全性。同时，卫生学在医药行业中的发展也将为医药行业的可持续发展提供有力支持，推动医药行业向更加健康、可持续的方向发展。

❓ 想一想

1. 卫生学在医药行业中扮演着哪些至关重要的角色？
2. 全球化和万物互联给药品的生产和储存运输带来哪些挑战？

书网融合……

本章小结

项目二　药品生产过程中的卫生管理要求

📖 导言

　　通过本项目的学习，明确制药行业中基本的卫生管理制度和卫生清洁的重要性，了解药品生产卫生监测的方法手段，对于今后从事本行业内的各种工作有着非常重要的意义。

📖 学习目标

知识目标

1. **掌握**　GMP的概念和意义。
2. **熟悉**　制药卫生管理的要求。
3. **了解**　制药卫生检测的方法。

技能目标

1. 熟知并恰当运用药品生产卫生管理的措施。
2. 熟知制药卫生检测的操作过程。

素质目标

　　通过对医药行业基本卫生管理制度的学习，掌握药物生产卫生管理的要求，树立高度的职业责任感。

任务一　GMP 概述

PPT

　　GMP（good manufacture practice of medical products）即药品生产质量管理规范，是药品生产和质量控制领域的核心准则。它不仅为药品制剂生产的整个流程提供了明确的方向，更在原料药生产中对那些对成品质量具有决定性影响的关键环节进行了深入的规范。作为质量管理体系中不可或缺的一环，GMP的存在旨在确保药品从研发到上市的每一个环节都能达到最高标准，从而最小化药品生产过程中可能出现的污染、混淆、差错等风险，保障药品能够持续、稳定地满足预定用途和注册标准。

　　GMP的起源可以追溯到20世纪60年代，当时全球药品安全问题逐渐显现，各国政府开始重视药品生产的规范化管理。在这一背景下，WHO着手制定GMP。我国也紧跟国际步伐，在20世纪80年代开始研究并推行适合国情的GMP，以逐步提升医药行业的生产和质量水平。

　　随着医药行业的快速发展，GMP也在不断完善和优化。目前，我国施行的GMP版本是经过五年修订、两次公开征求意见的2010年修订版本，自2011年3月1日起正式实施。该版本共包含14章313条详细规定，对药品生产的各个环节进行了严格的规范和要求。

　　GMP的制定与实施，对于标准化药品生产质量管理流程具有重要意义。遵循GMP的企业，必须构建全面的药品质量管理体系，该体系需涵盖所有可能影响药品质量的因素。这包括一切有组织的、有计划的、旨在确保药品质量符合预定用途的活动。同时，企业还必须严格遵循GMP标准，坚守诚信原则，严禁任何形式的虚假和欺诈行为。只有这样，才能确保药品的安全性和有效性，保障广大患者的用药安全。

◎ **知识链接** ·······························

GMP 的意义

第三条 本规范作为质量管理体系的一部分，是药品生产管理和质量控制的基本要求，旨在最大限度地降低药品生产过程中污染、交叉污染以及混淆、差错等风险，确保持续稳定地生产出符合预定用途和注册要求的药品。

在实际操作中，GMP不仅要求企业具备完善的硬件设施和严格的操作规程，还要求企业具备高度的质量意识和责任感。企业需要定期对员工进行GMP培训，增强员工的质量意识和操作技能。同时，企业还需要建立完善的质量检测体系，对生产过程中的每一个环节都进行严格的质量监控和检测，确保药品的质量符合规定标准。

此外，GMP还强调了对药品生产环境的控制。药品生产环境对于药品质量具有重要影响，因此企业需要建立完善的环境监控体系，对生产环境的温度、湿度、洁净度等参数进行实时监测和控制，确保生产环境符合GMP标准。

GMP是药品生产和质量控制领域的核心准则，对于保障药品的安全性和有效性具有重要意义。企业需要严格遵守GMP标准，构建全面的药品质量管理体系，增强员工的质量意识和操作技能，加强环境监控和质量检测，确保药品的质量符合规定标准。只有这样，才能让广大患者用上安全、有效的药品，促进医药行业的持续健康发展。

药品生产不仅是科技含量的体现，更是对人民生命健康负责的重要任务。GMP的贯彻执行，不仅要求企业拥有先进的生产设备和技术，更要求企业建立严格的质量管理体系，从源头上保障药品的安全性和有效性。对于药品生产企业来说，GMP不仅是法规要求，更是企业自我约束、自我提升的重要手段。

GMP的实施，对药品生产企业的员工也提出了高要求。员工必须接受严格的培训，理解和掌握GMP的各项规定，确保在实际操作中能够严格遵守，避免任何可能的质量风险。同时，企业也需要建立有效的质量监控机制，通过定期的内部审核和外部检查，确保GMP的有效实施。

在全球化的今天，药品的质量和安全已成为国际关注的焦点。GMP作为全球公认的药品生产和质量管理标准，对于促进药品国际贸易、保障全球公众健康具有重要意义。我国作为药品生产大国，更应积极推广和实施GMP，不断提高药品生产和质量管理水平，为保障全球公众健康做出贡献。

总之，GMP的制定和实施是药品生产和质量管理领域的重要里程碑。它要求药品生产企业以科学、规范、严谨的态度对待药品生产，确保药品的安全、有效、质量可控。作为药品生产企业，应深刻理解并坚决执行GMP的各项规定，为保障公众健康、推动医药行业健康发展贡献力量。

任务二 GMP 制药卫生要求

PPT

在日常生活中，医院的卫生状况与患者病情的关联是众所周知的。一个洁净、规范的医疗环境不仅能够降低传染性疾病的传播风险，更能保障患者的治疗效果。想象一下，如果医院的公共环境和医疗器械未能得到及时的消毒处理，医护人员的卫生习惯不良，那么这不仅会削弱医院救死扶伤的功能，反而可能引发交叉感染，给患者带来更大的健康风险。因此，无论是患者还是家属，都不希望在这样的医院接受治疗。

同样地，如果将制药企业比作一家医院，那么这家特殊的医院对于卫生的要求则更为严格。毕竟，制药企业生产的每一粒药品直接关系到患者的生命健康。想象一下，如果因为制药企业的卫生管理不到位，导致药品中混入了污染物，那么这些药品就可能成为威胁患者生命的"毒药"。患者服用这些不卫生的药品，不仅无法治疗疾病，还可能引发一系列不良反应，甚至危及生命。

在制药行业中，"卫生"的定义非常广泛，它涵盖了与药品生产相关的空气、水源、地面、人员、生产车间、设备、空气净化系统以及生产用原辅料等多个方面。这些元素必须符合一定的卫生标准，以确保药品的质量和安全性。与卫生相对的是"污染"，污染可能来自生产、取样、包装或重新包装、贮存或运输等各个环节中的不当操作。污染的形式多种多样，包括尘粒污染、微生物污染、异物污染和交叉污染等。为了防止这些污染的发生，制药企业必须采取一系列严格的卫生管理措施。

作为医药类专业的学生，我们未来将肩负起制造药品、保卫人类生命健康的重任。因此，建立正确的卫生观念对于我们来说至关重要。药品生产企业主要由生产系统、质量系统和客服系统组成。在生产系统中，我们需要严格遵守卫生规定，确保药品生产过程中的各个环节都符合卫生标准。在质量系统中，我们要承担起药品卫生的保护者角色，监控整个药品生产过程的卫生状况，确保药品的质量和安全。而在销售客服系统中，我们将作为药品质量的跟踪者和服务者，指导患者正确使用和保存药品，确保用药安全。

此外，我们还需要了解和学习更多关于制药行业卫生的知识。比如，我们可以通过阅读相关书籍、参加专业培训等方式，深入了解制药行业卫生的标准和要求；通过参观制药企业、与专业人士交流等方式，了解实际生产过程中的卫生管理情况。同时，我们也要关注制药行业的最新发展动态，了解新技术、新方法在制药卫生管理中的应用。

总之，作为未来药品的制造者，我们必须树立正确的卫生观念，严格遵守卫生规定，确保药品的质量和安全性。只有这样，我们才能完成保卫人类生命健康这一神圣伟大的使命。

一、制药卫生基本要求

GMP（2011年版）对制药企业环境卫生管理、工艺卫生管理和人员卫生管理提出了严格而明确的要求。这些规定并非空洞的条款，而是直接关系到药品质量的保障，对于制药企业而言，遵循GMP是确保药品安全有效的前提。

1. **环境卫生管理**　这是至关重要的。药品生产是在一个特定的环境中进行的，这个环境必须保持高度的洁净度，以防止空气中的微生物、尘埃等污染物对药品造成污染。GMP规定了空气净化的标准和要求，包括空气净化设备的配置、运行和维护，以及空气质量的定期监测。此外，制药企业还需要对生产区域进行定期的清洁和消毒，以确保生产环境的卫生状况符合规定。

2. **工艺卫生管理**　也是药品生产中不可或缺的一环。工艺用水的净化是防止污染的重要手段之一。制药企业在生产过程中需要大量的工艺用水，这些水质的纯净度直接影响药品的质量。因此，GMP对工艺用水的制备、储存和使用都提出了严格的要求，确保工艺用水的质量符合规定标准。此外，设备的清洁维护也是防止污染的关键措施。制药企业需要对生产设备进行定期的清洁和维护，以确保设备的正常运行和药品生产的安全。

3. **人员卫生管理**　同样重要。药品生产是一项高度专业化的工作，要求生产人员具备相应的专业知识和技能。GMP对生产人员的健康状况、个人卫生、操作规范等方面都提出了明确的要求。制药企业需要建立严格的人员卫生管理制度，对生产人员进行培训和考核，确保他们能够遵守卫生规定，保证药品生产的质量和安全。

总体来说，GMP的这些规定都是为了最大限度地降低产品质量风险，保障能生产出符合质量规定的药品。制药企业应按照GMP标准严格执行，同时可以以GMP为基础，结合企业实际情况，制定在企业内部实行的卫生管理制度。这些制度不仅要涵盖环境卫生、工艺卫生和人员卫生等方面，还需要对生产流程、物料管理、质量控制等环节进行详细的规定和指导。

在实际操作中，制药企业可以借鉴国内外先进的制药经验和技术，不断提升自身的制药水平。例如，可以引进先进的空气净化设备、工艺用水制备技术和生产设备，提高生产环境的洁净度和生产效率；加强生产人员的培训和管理，提高他们的专业素养和操作规范意识；建立完善的质量管理体系和质量控制机制，确保药品生产全过程的质量可控和可追溯。

总之，GMP是保障药品质量和安全的重要法规。制药企业应以GMP为基础，结合企业实际情况，制定并实施科学有效的卫生管理制度，以确保药品生产的质量和安全，如图2-1所示。只有这样，才能赢得消费者的信任和市场的认可，实现企业的可持续发展。

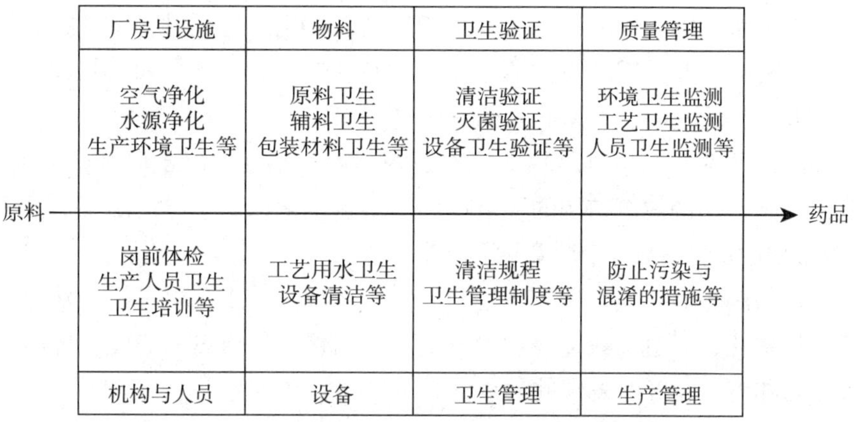

厂房与设施	物料	卫生验证	质量管理
空气净化 水源净化 生产环境卫生等	原料卫生 辅料卫生 包装材料卫生等	清洁验证 灭菌验证 设备卫生验证等	环境卫生监测 工艺卫生监测 人员卫生监测等
岗前体检 生产人员卫生 卫生培训等	工艺用水卫生 设备清洁等	清洁规程 卫生管理制度等	防止污染与 混淆的措施等
机构与人员	设备	卫生管理	生产管理

原料 ————————————————→ 药品

图2-1　药品生产卫生管理

二、制药卫生具体要求

在药品生产过程中，GMP是保证药品质量和安全性的重要手段。为了实现这一目标，GMP对制药企业的各个环节都提出了具体而详细的要求，其中包括制药企业的选址、建筑要求、工艺布局、洁净室要求、消毒灭菌方法以及人员作业等方面。

1. **选址**　是制药企业建设的首要环节。一个明智的选址决策不仅关乎制药企业的生产效率和产品质量，更直接关系到药品的安全性和患者的健康。因此，选址工作需要细致入微，全面考虑各种因素。

（1）**环境清洁、绿化较好**　这是因为制药企业的生产过程对环境的要求极高，任何微小的污染都可能导致药品质量的下降，甚至可能对人体健康造成危害。远离交通污染及其他工业废物的污染，能够最大限度地降低外部环境对药品生产的潜在影响。此外，绿色植被能够吸收空气中的有害物质，提供清新的空气，进一步确保药品的纯净度和安全性。

（2）**地质条件**　不仅关系到制药企业的建设成本，更直接关系到制药企业的安全。例如，选址在地震频繁或地质结构不稳定的地区，可能会给制药企业带来严重的安全隐患。因此，制药企业应选址在地质结构稳定、地基条件良好的地区，以确保生产安全。

（3）水源质量　也是制药企业选址的重要因素。制药企业在生产过程中需要大量的水资源，如果水源受到污染，不仅会影响药品的质量，还可能对人体健康造成危害。因此，制药企业应选址在水源清洁、水质良好的地区，以确保生产用水的安全。

（4）气候条件　也是制药企业选址时需要考虑的因素。适宜的气候条件能够保证制药企业的生产环境稳定，避免因极端天气导致的生产中断。同时，气候条件还会影响制药企业的生产效率和能源消耗。例如，选址在夏季高温、冬季寒冷的地区，可能需要增加制冷和供暖设备的投入，增加生产成本。因此，制药企业应选址在气候条件适宜、四季温和的地区，以确保生产的稳定性和效率。

总之，制药企业选址是一个复杂而关键的过程，需要综合考虑环境、地质、水源和气候等多方面因素。一个合理的选址不仅能够确保药品的纯净度和安全性，还能够提高生产效率、降低生产成本，为制药企业的长期发展奠定坚实的基础。因此，制药企业在选址过程中应充分调研、科学决策，以确保选址的合理性和可行性。

2. 建筑要求　在建筑设计与实施方面，制药企业的建设应严格遵循一系列高标准要求，特别是在建筑材料的选择上。考虑到药品生产的特殊性质，制药企业必须采用坚固、起尘少的建筑材料，这是由药品生产对环境洁净度近乎苛刻的要求所决定的。

药品作为一种直接关系到人类健康和生命安全的产品，其生产过程对环境的控制要求极高。建筑材料的选用，直接关系到制药企业内部环境的洁净度，进而影响药品的质量和安全性。因此，在制药企业建设中，应优先选用那些坚固耐用、不易起尘的建筑材料。

例如，钢筋混凝土和不锈钢是两种常用的优质建筑材料。钢筋混凝土以其高强度和耐久性而著称，能够抵御外部环境的影响，保持建筑结构的稳定性。而不锈钢则以其优异的耐腐蚀性和表面光滑性受到青睐，不易积聚尘埃和微生物，从而有效减少污染源的产生。

除了材料选择外，制药企业在建设过程中还应采取一系列措施来确保环境的洁净度。例如，可以在建筑内部设置空气净化系统，通过高效过滤和消毒处理，确保空气质量的稳定。同时，制药企业还应定期对内部环境进行监测和评估，及时发现并处理潜在的环境污染问题。

综上所述，制药企业的建设在建筑材料选择方面必须严格遵循高标准要求，采用坚固、起尘少的建筑材料，以确保生产环境的洁净度。这不仅是制药行业的基本要求，也是对人类健康和生命安全的负责。

3. 工艺布局　也是GMP中的重要环节。制药企业应根据药品生产的工艺流程和特点，合理规划生产区域、辅助区域和行政区域。生产区域应设置合理的物流通道和人流通道，确保原材料、中间产品和成品的顺利流转。同时，洁净区域和非洁净区域应严格分开，防止交叉污染。

工艺布局在GMP中占据至关重要的地位，它是确保药品质量和生产安全性的基石。制药企业在规划工艺布局时，必须充分考虑到药品生产的工艺流程和特性，精心组织生产区域、辅助区域以及行政区域的分布。这样的布局不仅有助于优化生产流程，提高生产效率，还能确保药品的质量和安全性。

（1）生产区域的布局　至关重要。制药企业应合理规划原材料仓库、生产车间、中间产品暂存区以及成品仓库等区域。这些区域之间应设置清晰、合理的物流通道，确保原材料能够及时、准确地送达生产车间，同时中间产品和成品也能够顺畅地流转至相应的暂存区和仓库。此外，人流通道的设置也不容忽视，它需要确保员工能够高效、有序地进行工作，同时避免与物流通道的交叉干扰。

（2）洁净区域与非洁净区域的分隔　是防止交叉污染的关键措施。制药生产过程中，对于洁净度的要求极高，尤其是在无菌药品的生产过程中。因此，制药企业应将洁净区域（如生产车间、洁净仓库等）与非洁净区域（如普通仓库、办公区等）严格分开，通过设置隔离门、空气净化系统等措施，确保洁净区域的洁净度不受影响。同时，洁净区域内部也应根据药品的生产工艺和洁净要求，进行详细的布局规划，确保各个生产环节都能满足洁净度的要求。

（3）辅助区域的设置 也是工艺布局中不可忽视的一环。辅助区域包括质量检验室、设备维护室、更衣室等，这些区域虽然不直接参与药品的生产，但对于保障生产过程的顺利进行具有重要意义。例如，质量检验室负责对原材料、中间产品和成品进行质量检验，确保药品质量符合标准；设备维护室则负责设备的日常维护和保养，确保生产设备的正常运行。

综上所述，工艺布局在GMP中扮演着至关重要的角色。制药企业在规划工艺布局时，应充分考虑药品生产的工艺流程和特性，合理规划生产区域、辅助区域和行政区域的布局。通过优化物流通道和人流通道的设置，以及洁净区域与非洁净区域的严格分隔，确保药品生产过程的顺利进行，从而保障药品的质量和安全性。

4. 洁净室要求 洁净区是制药企业生产环境的核心部分。洁净区的设计和建设应遵循相关标准，确保洁净度、温度、湿度等环境参数符合药品生产的要求。洁净区内应配置适当的空气净化设备，如高效过滤器、空气净化器等，以去除空气中的尘埃和微生物。

5. 消毒灭菌 是制药企业确保生产环境卫生、保证药品质量的关键环节。一个清洁、无菌的生产环境对于防止微生物污染、确保药品的安全性和有效性至关重要。因此，制药企业应建立完善的消毒灭菌制度，并定期对生产环境、设备、工具等进行消毒灭菌。

（1）制药企业需要明确消毒灭菌的重要性 在生产过程中，环境中的微生物、细菌、病毒等污染源都可能对药品造成污染，从而影响药品的质量和安全性。因此，制药企业必须采取有效的消毒灭菌措施，消除这些污染源，确保药品的生产过程在无菌环境下进行。

（2）制药企业应建立完善的消毒灭菌制度 这包括对生产环境、设备、工具的定期消毒灭菌计划，以及对消毒灭菌效果的监测和评估。通过制定详细的消毒灭菌流程，制药企业可以确保每个环节都得到充分的消毒处理，从而最大限度地减少污染的风险。

在实际操作中，制药企业可以根据具体情况选择合适的消毒灭菌方法。制药企业可以根据生产环境的特点、消毒对象的性质以及消毒效果的要求，选择最适合的消毒灭菌方法。

（3）制药企业需要注意消毒灭菌操作的规范性和安全性 在消毒过程中，操作人员应严格按照消毒流程进行操作，确保每个步骤都得到充分执行。同时，制药企业还应加强对消毒剂的管理，确保消毒剂的质量和使用安全。

为了保障药品的质量和安全性，制药企业还应定期对消毒灭菌效果进行评估和监测。通过定期对生产环境、设备、工具等进行微生物检测，制药企业可以及时了解消毒灭菌的效果，从而及时发现问题并采取相应措施进行改进。

故而，消毒灭菌方法在制药企业的生产过程中具有举足轻重的地位。通过建立完善的消毒灭菌制度、选择合适的消毒灭菌方法以及加强消毒操作的规范性和安全性，制药企业可以确保生产环境的清洁无菌，从而保证药品的质量和安全性。这对于保障人民群众的健康、促进制药行业的可持续发展具有重要意义。

6. 人员作业 在药品生产过程中，人员的作业无疑是至关重要的因素。根据GMP的要求，制药企业必须高度重视人员的培训和管理，以确保药品的安全、有效和质量稳定。

（1）制药企业应对员工进行严格的培训和考核 药品生产涉及众多的专业知识和技能，包括药品的制备、质量控制、设备操作等方面。因此，制药企业必须为员工提供全面的培训，包括理论知识和实践操作，使员工掌握必要的技能。同时，制药企业还应建立完善的考核机制，对员工进行定期的考核，以确保他们具备足够的专业水平。

（2）员工应严格遵守卫生规定　药品生产过程中，微生物的污染是一个不可忽视的问题。因此，制药企业要求员工穿洁净的工作服、戴口罩和手套等，以减少微生物的污染。此外，制药企业还应建立严格的清洁和消毒制度，定期对生产环境进行清洁和消毒，确保生产环境的卫生。

（3）制药企业应建立严格的人员进出管理制度　药品生产需要保持一定的封闭性和稳定性，因此，制药企业应对进出生产区域的人员进行严格的管理。只有经过授权和审核的人员才能进入生产区域，同时，进入生产区域的人员必须遵守相关的规定和操作要求，以确保生产环境的稳定性和安全性。

GMP强调，人员是药品生产的关键因素。制药企业必须加强对员工的培训和管理，确保员工具备必要的专业知识和技能，并严格遵守卫生规定和人员进出管理制度，以确保药品的安全、有效和质量稳定。同时，制药企业还应注重员工的职业发展和福利待遇，提高员工的工作积极性和责任心，为药品生产提供更加可靠的保障。随着科技的不断发展，制药企业还应积极引进先进的技术和设备，提高生产效率和产品质量，为患者提供更加安全、有效的药品。

此外，GMP还强调制药企业应建立严格的记录和报告制度。生产过程中，每一步操作都应有详细的记录，以便在出现问题时能够及时追溯和排查。员工应定期向管理层报告生产情况，包括生产进度、质量检测结果等，以便管理层能够及时了解生产状况，做出相应的决策和调整。

在人员管理方面，制药企业还应注重员工的安全和健康。药品生产过程中涉及一些有毒、有害的物质，因此，制药企业必须为员工提供相应的防护措施，确保员工的安全。同时，制药企业还应定期对员工进行健康检查，及时发现和处理员工的健康问题，以保障员工的身体健康和生产安全。

GMP作为药品生产的基本规范，对人员作业方面提出了严格的要求。制药企业应高度重视人员的培训和管理，建立严格的卫生规定、人员进出管理制度、记录和报告制度，以及员工安全和健康管理制度，以确保药品的安全、有效和质量稳定。只有这样，才能为患者提供更加安全、有效的药品，保障人们的健康和安全。

总之，GMP对制药企业的选址、建筑要求、工艺布局、洁净室要求、消毒灭菌方法以及人员作业等方面都提出了具体而详细的要求。这些要求的实施，有助于保证制药企业良好的卫生情况，从而确保药品的质量和安全性。同时，制药企业也应不断完善自身的管理体系和技术水平，以适应药品生产行业的快速发展和变化。

在工艺布局上，要将洁净度相同的厂房安排在一起，位于人流较少的地方，人流方向要由低洁净度的洁净室向高洁净度的洁净室过渡，如图2-2所示。洁净室内只安放必要的工艺设备，同时还要对洁净室内环境中的微粒和微生物加以控制。人员在进行生产作业时，只能是该室的人员穿戴洁净服进入洁净室。

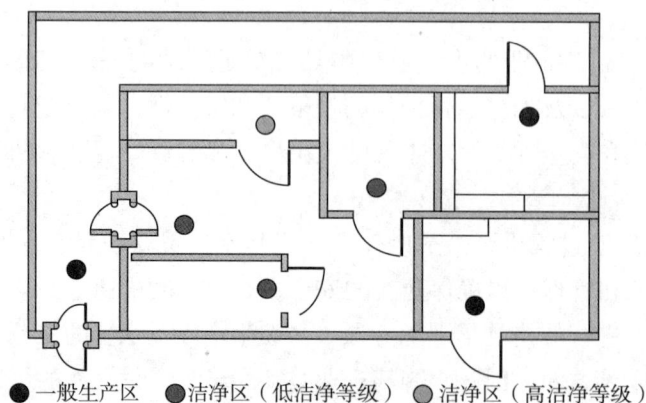

●一般生产区　●洁净区（低洁净等级）　●洁净区（高洁净等级）

图2-2　洁净区的布局

任务三　生产过程卫生管理

在药品生产过程中，要对生产物料、空气、水源进行卫生控制，要有必要的卫生监控，对包括洁净区卫生、人员卫生、生产用水卫生等多方面进行监督管理，药品的生产企业应有防止污染的卫生措施，制定各项卫生管理制度，并由专人负责。

一、环境卫生管理

药品生产环境是确保药品质量和安全性的重要基础。它涵盖了与药品生产相关的各个方面，包括空气、水源、地面、生产车间、设备、空气处理系统以及生产介质等。一个优良的药品生产环境不仅能够保证药品的纯净度和稳定性，还能够防止交叉污染和微生物污染，从而确保药品的安全性和有效性。

在制药企业中，环境卫生是药品生产环境中不可或缺的一部分。环境卫生包括厂区环境卫生、生产区环境卫生等。厂区环境卫生主要关注整个制药企业的外部环境，如道路、绿化、垃圾处理等，确保外部环境不会对药品生产产生负面影响。厂房环境卫生则着重于生产车间内部的清洁和卫生，包括地面、墙面、天花板、门窗、通风系统等，以确保生产车间的洁净度符合药品生产要求。仓储区环境卫生则关注药品存储环境的卫生和干燥度，以确保药品在存储过程中不会发生霉变或受潮等问题。

为了维护药品生产环境的卫生和洁净度，制药企业需要遵循一系列的环境卫生标准和管理制度。其中，"一平、二净、三见、四无"是制药企业环境卫生管理的重要原则之一。具体来说，"一平"指的是工房四周应平整，无坑洼、积水等问题，以确保生产车间的地面平整、干净；"二净"则要求玻璃、门窗保持清洁、透明，地面通道也要保持干净、无杂物，以减少灰尘和微生物的滋生；"三见"则是指轴见光、沟见底、设备见本色，即设备的轴、沟等部分要清洁到可以看到其本色，以确保设备的正常运行和维护；"四无"则强调无油垢、无积水、无杂物、无垃圾，确保生产环境的整洁和卫生。

除了遵循环境卫生管理原则外，制药企业还需要采取一系列的措施来确保药品生产环境的卫生和安全性。例如，建立完善的空气净化系统，以确保生产车间的空气质量和洁净度；对生产设备进行定期维护和清洁，以确保设备的正常运行和生产效率；建立严格的消毒和清洁制度，对生产车间、设备、工具等进行定期消毒和清洁，以减少微生物的滋生和传播。

此外，制药企业还需要加强员工的环境卫生意识和培训，提高员工对环境卫生的重视程度和操作技能。只有员工充分认识到环境卫生对药品生产的重要性，并积极参与到环境卫生管理中来，才能够确保药品生产环境的卫生和安全性。

总之，药品生产环境是确保药品质量和安全性的重要基础。制药企业需要遵循环境卫生管理原则，采取一系列措施来维护药品生产环境的卫生和安全性，确保药品的质量和安全性符合国家标准和法律法规要求。

（一）厂区环境卫生

厂区环境卫生是制药企业环境卫生管理的重要组成部分，它直接关系到整个制药企业的形象和药品生产的安全性。一个整洁、有序的厂区环境不仅能够提升企业的整体形象，还能够为药品生产提供一个良好的外部环境，减少外界污染和交叉污染的风险。

为了维护厂区环境卫生，制药企业需要采取一系列有效的管理措施。

1. 应建立健全的厂区环境卫生管理制度　明确各项卫生标准和要求，确保每个员工都能够明确自己的职责和任务。同时，应设立专门的环卫队伍，负责厂区的日常清洁和维护工作，确保厂区的地面、墙面、绿化带等区域都能够保持干净整洁。

2. 应加强对厂区垃圾的管理　垃圾是厂区环境卫生的重要污染源，如果不及时处理和管理，很容易滋生细菌和病毒，对药品生产造成威胁。因此，制药企业应建立完善的垃圾处理制度，对不同类型的垃圾进行分类处理，确保垃圾能够及时清理、运输和处理，防止对药品生产造成污染。

3. 应加强对厂区环境卫生的监督和检查　定期对厂区环境卫生进行检查和评估，发现问题及时整改和处理，确保厂区环境卫生始终符合药品生产的要求和标准。同时，还应加强对员工的环境卫生培训和教育，增强员工的环境卫生意识和操作技能，共同维护厂区环境的卫生和整洁。

厂区环境卫生是制药企业环境卫生管理的重要组成部分。制药企业需要加强对厂区环境卫生的管理和监督，确保厂区环境始终符合药品生产的要求和标准，为药品生产提供一个良好的外部环境，保障药品的质量和安全性。

某制药企业环境卫生管理制度见附录1。

◉➤ 知识链接 --

GMP对厂房设施的规定

第三十八条　厂房的选址、设计、布局、建造、改造和维护必须符合药品生产要求，应当能够最大限度地避免污染、交叉污染、混淆和差错，便于清洁、操作和维护。

第三十九条　应当根据厂房及生产防护措施综合考虑选址，厂房所处的环境应当能够最大限度地降低物料或产品遭受污染的风险。

第四十条　企业应当有整洁的生产环境；厂区的地面、路面及运输等不应当对药品的生产造成污染；生产、行政、生活和辅助区的总体布局应当合理，不得互相妨碍；厂区和厂房内的人、物流走向应当合理。

第四十一条　应当对厂房进行适当维护，并确保维修活动不影响药品的质量。应当按照详细的书面操作规程对厂房进行清洁或必要的消毒。

第四十二条　厂房应当有适当的照明、温度、湿度和通风，确保生产和贮存的产品质量以及相关设备性能不会直接或间接地受到影响。

第四十三条　厂房、设施的设计和安装应当能够有效防止昆虫或其他动物进入。应当采取必要的措施，避免所使用的灭鼠药、杀虫剂、烟熏剂等对设备、物料、产品造成污染。

第四十四条　应当采取适当措施，防止未经批准人员的进入。生产、贮存和质量控制区不应当作为非本区工作人员的直接通道。

（二）生产区环境卫生

生产区环境卫生对于药品质量的保障至关重要。它不仅包括一般区环境卫生，还涉及更为严格的洁净区环境卫生。生产区的卫生状况直接关系到药品的安全性和有效性，因此，做好生产区的环境卫生管理工作，是确保药品质量不可或缺的一环。

1. 一般区环境卫生　是生产区卫生管理的基础。一般区指的是生产区域中相对较为普通、不涉及直接药品生产的区域。尽管这些区域不直接参与药品的生产过程，但其卫生状况依然对药品质量产生间接影响。例如，一般区的清洁程度会影响生产设备的卫生状况，进而可能间接污染药品。因此，对于一般区的环境卫生，我们需要进行定期清洁、消毒，并严格控制尘埃、微生物等污染物的含量。

2. **洁净区环境卫生**　是生产区卫生管理的核心。洁净区是指直接参与药品生产的区域，其卫生状况直接关系到药品的质量和安全性。在洁净区内，我们需要采取更为严格的卫生措施，如空气净化、尘埃控制、微生物监测等，以确保生产环境的洁净度符合相关法规和标准。此外，对洁净区的设备和操作人员也需要进行特殊的卫生管理和培训，以减少污染的风险。某制药企业洁净室卫生规程见附录2。

为了做好生产区的卫生工作，我们还需要建立完善的卫生管理制度和操作规程。这包括定期对生产区域进行清洁、消毒，对生产设备进行维护和保养，对生产人员进行卫生培训等措施。同时，我们还需要建立严格的卫生监测和记录制度，及时发现和解决卫生问题，确保生产区的卫生状况始终处于受控状态。

总之，生产区环境卫生是药品质量保障的重要环节。通过加强一般区和洁净区的环境卫生管理，建立完善的卫生管理制度和操作规程，我们可以有效地避免药品受到污染，确保药品的质量和安全性。这对于保障公众健康、促进医药产业的可持续发展具有重要意义。

生产区环境卫生具体清洁频次与一般要求内容详见表2-1。

表2-1　生产区环境卫生要求

清洁频次	一般区清洁内容	洁净区清洁内容
阶段操作结束	清洁操作间地面、台面的残留物；停用的工具清洗	清洁操作间地面、台面的残留物；停用的工具清洗并消毒
每班	清洁操作间地面、门窗、工具处理垃圾（无人接班时则还应执行每日清洁内容）	清洁操作间地面、门窗、容器清洗并消毒，处理垃圾（无人接班时则还应执行每日清洁内容）
每日	清洁更衣室、通道、墙面、地面垃圾桶、洗手池、水池、工作台面、货架、拖把架及门厅地面、鞋柜	清洁各通道、更衣室、操作间送回风口、墙面、地面，非操作间地面、地漏、钟、缓冲间及垃圾桶、洗手池、水池、工作台面、货架、拖把架、鞋柜
每周	清洁天花板、灯具、清洁配电箱、可见管线外表	清洁天花板、灯具、可见管线外表及配电箱

◎- **知识链接** --

GMP对生产区环境卫生的要求

第四十六条　为降低污染和交叉污染的风险，厂房、生产设施和设备应当根据所生产药品的特性、工艺流程及相应洁净度级别要求合理设计、布局和使用，并符合下列要求：

（一）应当综合考虑药品的特性、工艺和预定用途等因素，确定厂房、生产设施和设备多产品共用的可行性，并有相应评估报告；

（二）生产特殊性质的药品，如高致敏性药品（如青霉素类）或生物制品（如卡介苗或其他用活性微生物制备而成的药品），必须采用专用和独立的厂房、生产设施和设备。青霉素类药品产尘量大的操作区域应当保持相对负压，排至室外的废气应当经过净化处理并符合要求，排风口应当远离其他空气净化系统的进风口；

（三）生产 β-内酰胺结构类药品、性激素类避孕药品必须使用专用设施（如独立的空气净化系统）和设备，并与其他药品生产区严格分开；

（四）生产某些激素类、细胞毒性类、高活性化学药品应当使用专用设施（如独立的空气净化系统）和设备；特殊情况下，如采取特别防护措施并经过必要的验证，上述药品制剂则可通过阶段性生产方式共用同一生产设施和设备；

（五）用于上述第（二）、（三）、（四）项的空气净化系统，其排风应当经过净化处理；

（六）药品生产厂房不得用于生产对药品质量有不利影响的非药用产品。

第四十七条　生产区和贮存区应当有足够的空间，确保有序地存放设备、物料、中间产品、待包装产品和成品，避免不同产品或物料的混淆、交叉污染，避免生产或质量控制操作发生遗漏或差错。

第四十八条 应当根据药品品种、生产操作要求及外部环境状况等配置空调净化系统，使生产区有效通风，并有温度、湿度控制和空气净化过滤，保证药品的生产环境符合要求。洁净区与非洁净区之间、不同级别洁净区之间的压差应当不低于10帕斯卡。必要时，相同洁净度级别的不同功能区域（操作间）之间也应当保持适当的压差梯度。口服液体和固体制剂、腔道用药（含直肠用药）、表皮外用药品等非无菌制剂生产的暴露工序区域及其直接接触药品的包装材料最终处理的暴露工序区域，应当参照"无菌药品"附录中D级洁净区的要求设置，企业可根据产品的标准和特性对该区域采取适当的微生物监控措施。

第四十九条 洁净区的内表面（墙壁、地面、天棚）应当平整光滑、无裂缝、接口严密、无颗粒物脱落，避免积尘，便于有效清洁，必要时应当进行消毒。

第五十条 各种管道、照明设施、风口和其他公用设施的设计和安装应当避免出现不易清洁的部位，应当尽可能在生产区外部对其进行维护。

第五十一条 排水设施应当大小适宜，并安装防止倒灌的装置。应当尽可能避免明沟排水；不可避免时，明沟宜浅，以方便清洁和消毒。

第五十二条 制剂的原辅料称量通常应当在专门设计的称量室内进行。

第五十三条 产尘操作间（如干燥物料或产品的取样、称量、混合、包装等操作间）应当保持相对负压或采取专门的措施，防止粉尘扩散、避免交叉污染并便于清洁。

第五十四条 用于药品包装的厂房或区域应当合理设计和布局，以避免混淆或交叉污染。如同一区域内有数条包装线，应当有隔离措施。

第五十五条 生产区应当有适度的照明，目视操作区域的照明应当满足操作要求。

第五十六条 生产区内可设中间控制区域，但中间控制操作不得给药品带来质量风险。

二、工艺卫生管理

工艺卫生是对生产过程中所使用的物料、工艺流程以及生产设备的卫生状况所提出的一系列要求。在药品生产过程中，卫生管理对确保药品质量具有至关重要的作用。因此，药品生产工艺的卫生管理应始终贯穿药品的整个生命周期。具体而言，工艺卫生管理主要涵盖物料卫生管理、设备卫生管理以及生产现场卫生管理这三个方面。

（一）物料卫生管理

物料，在药品生产的语境中，具有狭义和广义之分。狭义上，物料主要指的是用于生产药品的原材料；而广义上，物料则涵盖了与药品生产相关的所有物品，包括但不限于原材料、半成品、成品，以及用于生产的辅助材料和用品。在GMP的规定中，物料主要指的是原料、辅料和包装材料。这些物料在药品生产过程中扮演着至关重要的角色，它们的质量直接决定了药品的质量。

药品的生产过程实质上就是对各种物料进行精细加工，最终转化为药品的过程。在这个过程中，物料贯穿始终，是构成药品的基本单元。因此，物料的质量是药品质量的前提和基础。正如某知名药品品牌的广告语所言："药材好，药才好。"这充分说明了药品原材料在药品生产中的重要性。只有优质的原材料，才能生产出高品质的药品。

为了保障药品的质量和安全，制药企业在物料管理上必须严格遵循相关法规和标准。在物料卫生管理方面，制药企业需要采取一系列措施，以确保物料在整个生产过程中的卫生和安全，如图2-3所示。

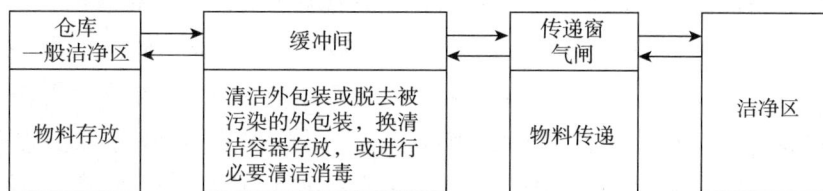

图2-3 制药企业的物料卫生管理

（1）所有进入生产的物料都必须经过专人进行卫生学检验，确保其符合卫生标准和其他相关质量标准。只有合格的物料才能被允许进入生产环节。某制药企业物料进出生产区域清洁规程见附录3。

（2）在生产的各个环节中，制药企业需要采取有效措施，防止物料受到污染或发生混淆。这包括但不限于控制物料的微生物水平、净化物料流通过程、管理物料有序存放、进行必要的清洁和隔离等。通过这些措施，可以最大限度地减少物料在生产过程中受到污染的风险，从而确保药品的质量和安全。

（3）制药企业还需要加强对物料管理人员的培训和教育，提高他们的专业素养和卫生意识。只有具备专业知识和良好卫生习惯的管理人员，才能确保物料卫生管理工作的有效实施。

综上所述，物料在药品生产中具有举足轻重的地位。制药企业需要高度重视物料的卫生管理工作，采取一系列有效措施，确保物料在整个生产过程中的卫生和安全。只有这样，才能生产出高品质的药品，保障患者的用药安全和健康。

◎ 知识链接

GMP对物料仓储和使用的规定

第五十七条 仓储区应当有足够的空间，确保有序存放待验、合格、不合格、退货或召回的原辅料、包装材料、中间产品、待包装产品和成品等各类物料和产品。

第五十八条 仓储区的设计和建造应当确保良好的仓储条件，并有通风和照明设备。仓储区应当能够满足物料或产品的贮存条件（如温湿度、避光）和安全贮存的要求，并进行检查和监控。

第六十条 接收、发放和发运区域应当能够保护物料、产品免受外界天气（如雨、雪）的影响。接收区的布局和设施应当能够确保到货物料在进入仓储区前可对外包装进行必要的清洁。

第六十一条 如采用单独的隔离区域贮存待验物料，待验区应当有醒目的标识，且只限于经批准的人员出入。

不合格、退货或召回的物料或产品应当隔离存放。

如果采用其他方法替代物理隔离，则该方法应当具有同等的安全性。

第六十二条 通常应当有单独的物料取样区。取样区的空气洁净度级别应当与生产要求一致。如在其他区域或采用其他方式取样，应当能够防止污染或交叉污染。

第一百零三条 应当建立物料和产品的操作规程，确保物料和产品的正确接收、贮存、发放、使用和发运，防止污染、交叉污染、混淆和差错。

物料和产品的处理应当按照操作规程或工艺规程执行，并有记录。

（二）设备卫生管理

"工欲善其事，必先利其器。"这句话蕴含着古人的智慧结晶，对于现代制药企业而言，依然具有深刻的指导意义。在制药过程中，设备是生产药品的直接工具，其性能和状态直接影响着药品的质量和安全性。因此，制药企业不仅要关注设备的选用和购置，更要重视设备的日常保养维护和卫生管理。

设备的"利"，并不仅仅意味着保养维护，使设备能够正常、高效运转。更重要的是，设备的卫生管理同样至关重要。制药企业是高度规范化的行业，对生产环境的卫生要求极为严格。一旦设备卫生管理不善，就可能在设备环节上发生污染，进而影响到药品的质量和安全性。因此，制药企业必须将设备的清洁卫生放在重要位置，确保设备的清洁卫生达到国家标准和行业要求。

设备的清洁卫生主要包括清除、清洁和消毒三个环节。

1. 清除环节　要彻底清除设备中残留的物料。这些残留物料不仅可能影响设备的正常运转，还可能成为微生物滋生的温床。因此，制药企业需要在生产过程中严格控制物料的使用和残留，并在生产结束后及时清理设备内部的残留物料。

2. 清洁环节　要用饮用水或纯化水对设备进行擦拭、冲洗。这一环节的目的是去除设备表面的污渍和尘埃，为后续的消毒环节做好准备。在清洁过程中，制药企业需要选用合适的清洁剂和工具，确保设备表面的污渍被彻底清除，并且不留下任何死角。

3. 消毒环节　要使用消毒剂对设备进行消毒，杀灭微生物。消毒是设备卫生管理的关键环节，也是保障药品质量和安全性的重要措施。制药企业需要选用符合国家标准和行业要求的消毒剂，并按照规定的程序和方法进行消毒操作。同时，还需要对消毒效果进行监测和验证，确保消毒效果达到预期。

某制药企业生产区设备清洁操作规程见附录4。

除了日常的清洁卫生管理外，制药企业还需要定期对设备进行维护和检修。这包括对设备的性能进行检测、对易损件进行更换、对设备结构进行优化等。通过定期的维护和检修，可以确保设备的长期稳定运行和性能提升，为制药企业的生产提供有力的保障。

总之，设备的清洁卫生和保养维护对于制药企业而言至关重要。制药企业需要高度重视设备的卫生管理工作，确保设备的清洁卫生达到国家标准和行业要求。同时，还需要加强设备的日常维护和检修工作，确保设备的长期稳定运行和性能提升。只有这样，才能保障药品的质量和安全性，为人们的健康保驾护航。

◎ **知识链接** --

GMP对设备的规定

第七十四条　生产设备不得对药品质量产生任何不利影响。与药品直接接触的生产设备表面应当平整、光洁、易清洗或消毒、耐腐蚀，不得与药品发生化学反应、吸附药品或向药品中释放物质。

第七十六条　应当选择适当的清洗、清洁设备，并防止这类设备成为污染源。

第七十七条　设备所用的润滑剂、冷却剂等不得对药品或容器造成污染，应当尽可能使用食用级或级别相当的润滑剂。

第七十九条　设备的维护和维修不得影响产品质量。

第八十四条　应当按照详细规定的操作规程清洁生产设备。

生产设备清洁的操作规程应当规定具体而完整的清洁方法、清洁用设备或工具、清洁剂的名称和配制方法、去除前一批次标识的方法、保护已清洁设备在使用前免受污染的方法、已清洁设备最长的保存时限、使用前检查设备清洁状况的方法，使操作者能以可重现的、有效的方式对各类设备进行清洁。

如需拆装设备，还应当规定设备拆装的顺序和方法；如需对设备消毒或灭菌，还应当规定消毒或灭菌的具体方法、消毒剂的名称和配制方法。必要时，还应当规定设备生产结束至清洁前所允许的最长间隔时限。

第八十五条　已清洁的生产设备应当在清洁、干燥的条件下存放。

第八十六条　用于药品生产或检验的设备和仪器，应当有使用日志，记录内容包括使用、清洁、维护和维修情况以及日期、时间、所生产及检验的药品名称、规格和批号等。

第八十七条　生产设备应当有明显的状态标识，标明设备编号和内容物（如名称、规格、批号）；没有内容物的应当标明清洁状态。

（三）生产现场卫生管理

生产现场卫生管理是制药企业中的重要环节，直接关系到药品的质量和安全性。一个整洁、卫生的生产现场不仅能够减少微生物的滋生，降低药品被污染的风险，还能提高员工的工作效率和工作质量。

1. 保持良好的通风和采光　良好的通风可以确保生产现场的空气流通，减少尘埃和微生物的积累；而充足的采光则可以让员工清晰地看到工作区域，减少误操作和交叉污染的可能性。

2. 保持整洁有序　设备、工具、原料等物品要摆放整齐，方便员工取用，同时也减少了交叉污染的风险。生产现场要保持干燥，避免潮湿导致的微生物滋生。

3. 定期进行清洁和消毒　清洁工作要彻底，不留死角，确保设备、工具、地面等各个部位都得到有效的清洁。消毒工作要按照规定的程序和方法进行，确保消毒效果达到预期。

4. 加强员工的卫生意识培训　员工要养成良好的卫生习惯，如勤洗手、穿戴整洁的工作服和手套等，避免将微生物带入生产现场。

总之，生产现场卫生管理是制药企业质量保障体系的重要组成部分。制药企业需要高度重视生产现场卫生管理工作，确保生产现场的整洁、卫生和安全。只有这样，才能保障药品的质量和安全性，为人们的健康保驾护航。

为防止药品被污染，生产操作应采取以下措施；生产前确认、操作过程控制、生产后清场。

（1）生产前确认　工序管理在生产流程中占据着至关重要的地位，它关乎产品质量、生产安全以及企业的运营效率。特别是在开始新一轮的生产前，对上一批次生产的清场状态标识进行检查，是一项必不可少的环节。

首先，我们需要明确什么是清场状态标识。清场状态标识，是指在上一批次生产结束后，对操作间、设备及容器进行彻底清洁后所设置的标识，用以表明这些区域和工具已经清洁干净，没有上次生产的遗留物。通过检查这一标识，我们可以确保生产环境的清洁度，避免因遗留物而导致的交叉污染。如图2-4所示。

在检查清场状态标识的过程中，我们需要重点关注以下几个方面：①操作间的清洁情况，包括地面、墙壁、天花板等区域是否干净无尘；②设备及容器的清洁情况，需确保没有上次生产的残留物或污渍；③环境、设备等生产材料的清洁完好程度，以及它们是否在有效期内。只有当这些条件都得到满足时，我们才能确认生产环境是安全的，可以开始进行新一轮的生产作业。

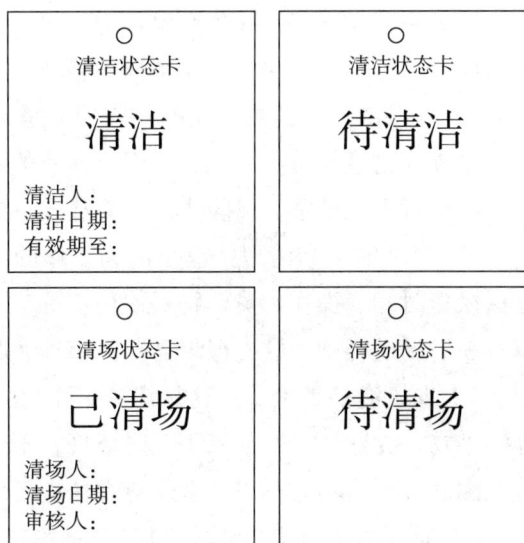

图2-4　仪器清洁状态标识和清场状态标识

通过生产前的确认环节，我们能够有效地预防上次遗留物及清洁的污染。这是因为在生产过程中，任何微小的污染都可能对产品质量造成严重影响。例如，一些微小的颗粒或细菌可能会附着在产品表面，导致产品质量下降或引发安全问题。因此，确保生产环境的清洁度是保障产品质量的关键。

此外，定期对生产环境进行检查和清洁也是非常重要的。这不仅可以确保生产环境的持续清洁度，还能及时发现并解决潜在的问题。例如，如果发现某些设备存在损坏或老化的情况，可以及时进行维修或更换，避免因设备故障而导致的生产中断或产品质量问题。

总之，工序管理在生产流程中占据着至关重要的地位。通过生产前的确认环节以及对生产环境的定期检查和清洁，我们能够有效地预防污染和确保产品质量。这不仅有助于提升企业的竞争力，还能为消费者提供更加安全、可靠的产品。

（2）操作过程控制　在生产过程中，操作过程的控制是确保产品质量和避免潜在风险的关键环节。为了确保生产过程的顺利进行和产品质量的稳定，我们必须严格遵守操作规程，确保每一步操作都按照规定的方法、步骤、顺序、时间和操作人执行。同时，针对生产过程中的控制点及项目，我们必须按照规定的频次和标准进行严格的控制和复核。

在实际生产过程中，部分物料可能需要进行暴露操作。这时，我们必须高度警惕，采取必要的措施，防止物料及产品所产生的尘粒或生物体等引起污染和交叉污染。为了确保生产环境的清洁和卫生，每一车间或设备、容器都应标明产品或物料名称、批号、数量的状态标识。这样，我们可以清晰地了解每个车间或设备、容器中的物料情况，避免混淆和误操作。

此外，同一车间不能同时生产不同产品或同一产品不同批次的生产操作。这是为了避免药品之间的污染，确保每种产品都能在独立、洁净的环境中生产。对于洁净室的生产，我们应采取准进制度。洁净度级别越高的洁净室，应准许进入的人数就越少。在洁净室内，我们也应尽量减少活动，避免剧烈运动，以保持洁净室的洁净度。

在生产过程中，工艺用水的选用也是至关重要的。我们应根据产品工艺规程选用合适的工艺用水，并确保其符合质量标准。同时，我们还应定期对工艺用水进行检验，以确保其质量的稳定性和可靠性。

总之，操作过程的控制是确保产品质量和生产安全的关键环节。我们必须严格遵守操作规程，加强对生产过程的控制和复核，确保每一步操作都符合规定。只有这样，我们才能生产出高质量、安全可靠的产品，满足广大消费者的需求。

（3）生产后清场　在生产流程中，每一个批次的生产结束或一个阶段完成后，清场工作都是必不可少的环节。清场不仅是对工作环境的整理，更是对生产质量的重要保障。

1）物料清理：清场工作的首要任务是物料清理。这包括将生产过程中使用的原材料、半成品、成品以及废弃物进行分类处理。对于可回收的物料，进行妥善保存以备下次使用；对于废弃物，则要根据其性质进行安全处理，以防止对环境造成污染。

2）记录填写和清理：也是清场工作的重要部分。生产过程中，每一环节的操作都需要详细记录，包括操作时间、操作人员、物料使用情况等。这些记录不仅是对生产过程的追溯，更是对生产质量的保障。在清场过程中，这些记录需要被整理、归档，以便后续查阅。

3）现场清洁和消毒：这是清场工作的另一重要环节。生产过程中，现场可能会产生尘埃、微生物等污染物，这些污染物如果不及时清理，不仅会对产品质量造成影响，还可能对操作人员的健康造成威胁。因此，在清场过程中，必须对现场进行彻底的清洁和消毒，确保生产环境的卫生和安全。

4）复查确认：这是清场工作的最后一步。为了确保清场工作的质量，通常需要由另一个人对清场结果进行复查。复查内容包括物料清理是否彻底、记录是否完整、现场是否清洁等。只有当复查确认无误后，才能确认清场工作完成。

总体来说，生产后的清场和清洁消毒工作是防止本批物料遗留至下批发生混淆、避免污染的重要措施。它们不仅保障了生产环境的卫生和安全，更是确保产品质量的必要手段。因此，在生产过程中，我们必须高度重视清场工作，确保每一个环节都得到妥善处理，为生产出高质量的产品提供坚实保障。

某制药企业生产区工艺卫生管理制度见附件5。

◎ **知识链接**

GMP对药品生产工艺过程的规定

第一百八十八条 不得在同一生产操作间同时进行不同品种和规格药品的生产操作，除非没有发生混淆或交叉污染的可能。

第一百八十九条 在生产的每一阶段，应当保护产品和物料免受微生物和其他污染。

第一百九十条 在干燥物料或产品，尤其是高活性、高毒性或高致敏性物料或产品的生产过程中，应当采取特殊措施，防止粉尘的产生和扩散。

第一百九十一条 生产期间使用的所有物料、中间产品或待包装产品的容器及主要设备、必要的操作室应当贴签标识或以其他方式标明生产中的产品或物料名称、规格和批号，如有必要，还应当标明生产工序。

第一百九十二条 容器、设备或设施所用标识应当清晰明了，标识的格式应当经企业相关部门批准。除在标识上使用文字说明外，还可采用不同的颜色区分被标识物的状态（如待验、合格、不合格或已清洁等）。

第一百九十三条 应当检查产品从一个区域输送至另一个区域的管道和其他设备连接，确保连接正确无误。

第一百九十四条 每次生产结束后应当进行清场，确保设备和工作场所没有遗留与本次生产有关的物料、产品和文件。下次生产开始前，应当对前次清场情况进行确认。

第一百九十六条 生产厂房应当仅限于经批准的人员出入。

第一百九十七条 生产过程中应当尽可能采取措施，防止污染和交叉污染，如：

（一）在分隔的区域内生产不同品种的药品；

（二）采用阶段性生产方式；

（三）设置必要的气锁间和排风；空气洁净度级别不同的区域应当有压差控制；

（四）应当降低未经处理或未经充分处理的空气再次进入生产区导致污染的风险；

（五）在易产生交叉污染的生产区内，操作人员应当穿戴该区域专用的防护服；

（六）采用经过验证或已知有效的清洁和去污染操作规程进行设备清洁；必要时，应当对与物料直接接触的设备表面的残留物进行检测；

（七）采用密闭系统生产；

（八）干燥设备的进风应当有空气过滤器，排风应当有防止空气倒流装置；

（九）生产和清洁过程中应当避免使用易碎、易脱屑、易发霉器具；使用筛网时，应当有防止因筛网断裂而造成污染的措施；

（十）液体制剂的配制、过滤、灌封、灭菌等工序应当在规定时间内完成；

（十一）软膏剂、乳膏剂、凝胶剂等半固体制剂以及栓剂的中间产品应当规定贮存期和贮存条件。

第一百九十八条 应当定期检查防止污染和交叉污染的措施并评估其适用性和有效性。

第一百九十九条 生产开始前应当进行检查，确保设备和工作场所没有上批遗留的产品、文件或与本批产品生产无关的物料，设备处于已清洁及待用状态。

检查结果应当有记录。生产操作前，还应当核对物料或中间产品的名称、代码、批号和标识，确保生产所用物料或中间产品正确且符合要求。

第二百条 应当进行中间控制和必要的环境监测，并予以记录。

第二百零一条 每批药品的每一生产阶段完成后必须由生产操作人员清场，并填写清场记录。清场记录内容包括：操作间编号、产品名称、批号、生产工序、清场日期、检查项目及结果、清场负责人及复核人签名。清场记录应当纳入批生产记录。

第二百零二条 包装操作规程应当规定降低污染和交叉污染、混淆或差错风险的措施。

第二百零六条 有数条包装线同时进行包装时，应当采取隔离或其他有效防止污染、交叉污染或混淆的措施。

第二百零七条 待用分装容器在分装前应当保持清洁，避免容器中有玻璃碎屑、金属颗粒等污染物。

第二百一十三条 包装期间，产品的中间控制检查应当至少包括下述内容：

（一）包装外观；

（二）包装是否完整；

（三）产品和包装材料是否正确；

（四）打印信息是否正确；

（五）在线监控装置的功能是否正常。

样品从包装生产线取走后不应当再返还，以防止产品混淆或污染。

思政案例

某制药厂亮菌甲素注射液事件深度解析

某制药厂所生产的亮菌甲素注射液在全国范围内引发了轩然大波。经过严格的检验和调查，证实该批次的亮菌甲素注射液中含有有毒有害物质二甘醇。这一事件引起了社会各界的广泛关注，也再次敲响了药品安全生产的警钟。

经过国家卫生行政主管部门与国家药品监督管理部门的联合调查，确认二甘醇是引发此次事件的罪魁祸首。二甘醇是一种有毒有害物质，长期接触或摄入会对人体造成严重的损害。深入调查发现，某制药厂在原辅料采购、质量检验等工序中管理存在严重漏洞。药厂未能按照GMP要求对物料进行合理评估，导致购入了假冒的丙二醇作为涉案药品的辅料。而丙二醇正是一种与二甘醇相似的化学物质，药厂在采购时未能严格把关，最终导致了这场悲剧的发生。

此次事件再次提醒我们，药品安全生产的重要性不容忽视。药品作为一种特殊商品，直接关系到人民群众的生命安全和健康。因此，我们必须加强药品生产全过程的质量管理，确保每一个环节都符合规范，从而保障人民群众用药安全。

同时，对于违法违规行为，我们必须依法严惩，绝不姑息。药品安全事关重大，任何对药品安全的漠视和疏忽都是对人民群众生命安全的极度不负责任。因此，我们要加大对药品生产企业的监管力度，严厉打击制假售假、偷工减料等违法行为，确保药品市场的健康有序发展。

此外，我们还需要加强药品安全知识的普及和宣传。让广大人民群众了解药品安全的重要性，学会识别药品的真伪、优劣，提高自我保护意识。同时，也要鼓励社会各界积极参与药品安全监督，共同维护药品市场的良好秩序。

我们必须深刻吸取教训，加强药品生产全过程的质量管理，确保人民群众用药安全。同时，对于违法违规行为要依法严惩，加强药品安全知识的普及和宣传，共同维护药品市场的健康有序发展。只有这样，我们才能切实保障人民群众的健康权益，让人民群众用上放心药、安全药。

三、人员卫生管理

药品生产企业是确保公众健康和安全的重要力量，它们负责生产各种药品，用于治疗和预防疾病。在这样的企业中，生产部门和质量管理部门是两个不可或缺的核心组成部分。这两个部门各自承担着独特的职责，但它们又紧密相连，共同构成了企业的核心骨架。

1. **生产部门** 是药品生产企业的核心，它负责将原材料转化为药品。在这个过程中，生产部门需要确保药品的生产按照既定的工艺和流程进行，同时遵循相关的法律法规。为了实现这一目标，生产部门需要有一支专业的团队，他们具备丰富的生产经验和技术知识，能够确保药品的质量和安全性。

2. **质量管理部门** 是药品生产企业的另一重要支柱。它的职责是监督药品生产的全过程，确保药品的质量符合既定的标准和要求。质量管理部门需要对生产过程中的各个环节进行严格的质量控制，包括原材料的质量检验、生产过程的监控、成品的质量检测等。此外，质量管理部门还需要负责药品质量的持续改进和优化，以提高药品的疗效和安全性。

在药品生产企业中，生产部门和质量管理部门是相互依存、相互促进的关系。生产部门需要质量管理部门提供质量保障和支持，而质量管理部门则需要生产部门的积极配合和参与。这种紧密的合作关系确保了药品生产企业的顺利运行和药品质量的稳定提升。

除了这两个核心部门外，药品生产企业还需要建立完善的组织机构，明确各级部门和人员的职责。这些组织机构包括管理层、研发部门、销售部门等。每个部门都有其独特的职责和功能，它们共同协作，形成了企业的有机整体。

在药品生产过程中，人员是与药品最直接、最频繁接触的。因此，人员的卫生状况直接关系到药品的卫生质量。制药企业需要定期对员工进行卫生培训和教育，确保他们了解并遵守卫生规定。同时，企业还需要建立严格的卫生管理制度，对员工的卫生行为进行监督和管理。

此外，制药企业中的组织机构不仅是开展GMP工作的载体，也是GMP体系存在及运行的基础。GMP要求制药企业建立完善的生产管理体系和质量保证体系。通过明确的组织机构和职责划分，制药企业能够确保GMP工作的有效实施和持续改进。

总之，药品生产企业需要建立完善的组织机构和人员管理体系，确保药品的质量和安全性。通过明确各级部门和人员的职责、加强人员卫生管理、实施GMP规范等措施，制药企业才能够为社会提供安全、有效、高质量的药品。

从表2-2中可以看到，在制药企业中，几乎每个部门都和制药卫生相关，作为部门、企业中的一员，员工是制药卫生管理中一个重要因素，员工的一切活动都决定着药品的质量。

表2-2　制药企业中各部门与制药卫生的关系

组织机构	生产部	质量部		仓储物流部	工程部	销售部	行政部	财务部
		QA	QC					
卫生管理	密切	密切	密切	密切	密切	相关	相关	无关

⊙⋆ **知识链接** --

GMP对人员卫生管理的规定

第二十九条　所有人员都应当接受卫生要求的培训，企业应当建立人员卫生操作规程，最大限度地降低人员对药品生产造成污染的风险。

第三十条　人员卫生操作规程应当包括与健康、卫生习惯及人员着装相关的内容。生产区和质量控制区的人员应当正确理解相关的人员卫生操作规程。企业应当采取措施确保人员卫生操作规程的执行。

第三十一条　企业应当对人员健康进行管理，并建立健康档案。直接接触药品的生产人员上岗前应当接受健康检查，以后每年至少进行一次健康检查。

第三十二条　企业应当采取适当措施，避免体表有伤口、患有传染病或其他可能污染药品疾病的人员从事直接接触药品的生产。

第三十三条　参观人员和未经培训的人员不得进入生产区和质量控制区，特殊情况确需进入的，应当事先对个人卫生、更衣等事项进行指导。

第三十四条　任何进入生产区的人员均应当按照规定更衣。工作服的选材、式样及穿戴方式应当与所从事的工作和空气洁净度级别要求相适应。

第三十五条　进入洁净生产区的人员不得化妆和佩戴饰物。

第三十六条　生产区、仓储区应当禁止吸烟和饮食，禁止存放食品、饮料、香烟和个人用药品等非生产用物品。

第三十七条　操作人员应当避免裸手直接接触药品、与药品直接接触的包装材料和设备表面。

　　制药企业人员活动与微生物的关系是十分密切的（表2-3）。人员携带的微生物会成为制药过程中的污染源（表2-4）。制药企业人员在工作时，如果不注意卫生和消毒措施，就可能导致微生物污染药品原料、生产设备和成品。这种污染可能导致药品质量下降，甚至产生安全隐患。因此，制药企业人员需要严格遵守卫生健康检查制度（附录6）和卫生规范，采取有效的消毒措施，以确保药品的纯净度和安全性。

表2-3　人员活动与微生物的关系

人员活动	飞沫、微粒等（个）	携带病菌的飞沫、微粒（个）
大声说话1分钟	100～500	50～100
一次咳嗽	1000～10000	200～1000
一次喷嚏	100000～1000000	10000～500000

表2-4　人员对洁净区的微生物污染

	着衣种类	测定日期	细菌数（100cm²）
上衣	内侧	使用5日后	300
	外侧	使用5日后	200

	着衣种类	测定日期	细菌数（100 cm²）
裤子	内侧	使用5日后	450
	外侧	使用5日后	70
帽子	内侧	使用5日后	100
	外侧	使用5日后	150
口罩	内侧	使用1日后	22000
	外侧	使用1日后	100
袜子	内侧	使用1日后	30000
	外侧	使用5日后	2800

药品生产中的卫生意识：从校园到企业的无缝对接。

药品生产是一个高度精密且要求严格的过程，其中生产人员的卫生习惯是确保药品质量安全的关键因素。制药企业的生产环境要求严格遵守GMP标准，生产人员的个人卫生更是重中之重。因此，对于即将踏入制药行业的职业院校在校大学生而言，培养良好的卫生意识和习惯至关重要。

我们要认识到生产人员卫生对药品质量的重要性。药品作为直接关系到人民生命健康的特殊商品，其质量安全不容忽视。在生产过程中，任何微小的污染都可能对药品的质量产生严重影响，甚至危及患者的生命安全。因此，生产人员必须时刻保持高度的卫生意识，严格遵守GMP及企业的相关要求，确保药品的质量安全。

然而，我们也要清醒地认识到，校园环境与制药企业的生产环境之间存在着巨大的差异。在校园中，虽然也有卫生要求，但这些要求往往无法达到制药企业的标准。因此，我们不能因为身处校园就放松对卫生的要求，更不能忽视卫生行为的重要性。相反，我们应该充分利用在校期间的有限时间，对卫生进行严格的要求，从思想上认识到卫生的重要性，从行动上培养良好的卫生行为习惯。

为了更好地适应未来制药企业的卫生要求，我们可以采取以下措施：①加强对GMP等相关知识的学习，了解药品生产的各个环节和卫生要求；②注重个人卫生习惯的养成，如勤洗手、穿戴整洁的工作服和鞋子等；③积极参加学校组织的实践活动和实习机会，亲身体验制药企业的生产环境和卫生要求，为将来的职业生涯做好充分的准备（表2-5）。

表2-5　GMP对人员的要求

GMP条款	在企业中如何去做	在学校中如何去做
第29条	参加企业关于员工卫生的培训，落实培训内容，最大限度地减少个人卫生污染药品的风险	接受学校关于个人卫生的教育，养成良好个人卫生习惯，认真进行教室、实验室、实训基地、宿舍的值日，自觉保持卫生
第30条	正确理解并认真执行人员卫生操作规程	练习更衣、洗手等人员卫生操作规程，养成良好卫生习惯及职业着装习惯
第31条	参加健康检查	参加学校体检，积极进行体育锻炼
第32条	自身健康出现不适宜从事本岗工作的情况时，主动上报，履行换岗、调岗等手续	因患病不能正常上课，或患有重大传染性疾病时，要及时与相关老师取得联系，履行病假手续
第33条	未经允许不擅自进入除自己工作区以外的工作区	不乱窜教室、实验室等教学场所，不乱窜乱住宿舍
第29条	按照规定穿着合适的工作服	进入教学区域注意仪表着装，不穿与教学场所、学生身份不符的服装，进入实验室、实训基地穿着实验服
第35条	不化妆，不佩戴饰物，或进入洁净区前摘掉饰物	在教室、实验室、实训基地上课时不化妆，不佩戴饰物，不接打手机

续表

GMP条款	在企业中如何去做	在学校中如何去做
第36条	不在生产区域、仓储区域内吸烟、饮食，不存放食品、饮料、香烟和其他不允许的物品	不在教室、实验室、实训基地、宿舍内吸烟，不在教室、实验室、实训基地饮食及存放香烟、食品等其他不允许的物品
第37条	避免裸手接触药品，按要求穿戴工作服或佩戴手套	按实验室、实训基地或课程、实验要求佩戴手套，不直接裸手接触实验药品或实验器具设备

　　总之，作为职业院校在校大学生和制药行业的未来从业者，应该时刻绷紧卫生这根弦，不断提高自己的卫生意识和行为习惯。只有这样，才能在未来的制药企业中迅速适应并胜任工作，成为一名卫生合格的工作者，为人民的健康事业贡献自己的力量。

任务四　药品生产卫生检测

PPT

　　药品生产过程中的卫生检测是确保药品质量和安全性的重要环节。通过对生产环境、设备、原辅材料、半成品和成品的卫生检测，可以及时发现并控制潜在的污染和微生物污染，保证药品的质量和安全性。常见的卫生检测方法包括微生物学检测、化学检测、物理检测、分子生物学检测等。

一、微生物学检测

　　微生物学检测在药品生产过程中的卫生状况评估中起着至关重要的作用。它是确保药品质量和安全性的关键环节，通过对生产环境中不同样本的采集和分析，可以全面了解生产过程中的卫生状况，并采取相应的措施加以改进。

　　在生产环境的监测方面，微生物学检测可以对空气、水、表面等关键部位进行采样。通过对采集的样品进行培养和观察，可以直观地了解微生物的生长情况。这种方法的优势在于其直接性和准确性，能够及时发现潜在的卫生问题。例如，通过对生产车间的空气进行采样，可以检测到空气中的微生物种类和数量，从而评估车间的洁净程度。如果发现微生物数量超标，就需要及时采取措施，如加强通风、清洁消毒等，以保证生产环境的卫生状况达标。

　　除了对生产环境的监测，微生物学检测还可以对药品中的微生物污染进行监测。药品作为一种特殊的商品，其质量和安全性直接关系到人们的生命健康。因此，在药品生产过程中，必须严格控制微生物的污染。通过对药品样品的微生物学检测，可以及时发现药品中的细菌、霉菌等污染物质，从而采取相应的措施进行处理。这种监测方法对于保证药品的质量和安全性具有重要意义。

　　此外，微生物学检测还可以为药品生产过程中的质量控制提供有力支持。通过对生产过程中各个环节的微生物学检测，可以及时发现生产过程中的问题，如设备故障、操作不当等，从而采取相应的措施加以改进。这种质量控制方法不仅可以提高药品的生产效率，还可以降低生产成本，为企业创造更大的经济效益。

　　微生物学检测在药品生产过程中的卫生状况评估中发挥着重要作用。它不仅可以监测生产环境的卫生状况，还可以对药品中的微生物污染进行监测，为药品的质量和安全性提供保障。同时，微生物学检测还可以为药品生产过程中的质量控制提供有力支持，推动药品生产行业的持续发展和进步。

二、化学检测

　　药品在生产、加工、运输等环节中可能会受到各种因素的影响，导致残留物质、杂质和有害物质等的存在。这些物质如果未经检测就进入人体，可能对人体健康造成严重威胁。因此，化学检测在药品安全领域发挥着至关重要的作用。

化学检测是一种科学的方法，通过对药品进行精确的分析和测量，了解其成分和含量，从而判断药品的质量和安全性。这一过程涉及多个环节，包括取样、前处理、仪器分析等，每一步都需要严谨的操作和精确的数据支持。

在药品生产过程中，化学检测主要用于检测药品中的残留物质、杂质和有害物质等。这些物质可能来源于原料、生产过程或包装材料等多个环节。例如，重金属、农药残留等有害物质，如果未经检测就进入人体，可能引发各种疾病，甚至危及生命。因此，化学检测的重要性不言而喻。

以重金属为例，铅、汞等重金属在药品中的残留可能对人体造成严重的神经毒性、肾脏毒性等。通过化学检测，可以准确测定药品中重金属的含量，从而确保药品的安全性。同样，农药残留也是药品安全领域的一个重要问题。农药在农作物种植过程中被广泛使用，但如果残留量过高，进入人体后可能引发各种健康问题。因此，化学检测对于确保药品中的农药残留量在安全范围内具有重要意义。

除了重金属和农药残留外，化学检测还可以用于检测药品中的其他杂质和有害物质。这些物质可能来源于生产过程中的化学反应、设备污染等。通过化学检测，可以及时发现这些问题，并采取有效措施进行纠正，从而确保药品的质量和安全性。

值得一提的是，化学检测在药品安全领域的应用不仅仅局限于对残留物质、杂质和有害物质的检测。随着科学技术的不断发展，化学检测在药品研发、生产、质量控制等方面也发挥着越来越重要的作用。例如，通过化学检测可以确定药品的最佳配方、优化生产工艺、提高药品的稳定性等。

三、物理检测

在药品检测中，物理检测是一个不可忽视的环节，它主要关注药品的外观、形态、质地等物理特性，通过一系列检测手段来确保药品的质量和安全性。

1. **及时发现药品的异常现象** 在药品的生产、储存和运输过程中，由于各种因素的影响，药品可能会出现变形、变色、结块等异常情况。这些异常情况往往是由于药品的物理特性发生了变化，如湿度、温度、光照等。通过物理检测，我们可以及时发现这些异常情况，从而采取相应的措施，避免药品质量的进一步恶化。

2. **确保药品的安全性** 药品的安全性是人们最为关注的问题之一。如果药品的物理特性发生了变化，可能会影响药品的成分和效果，从而给人们的健康带来风险。例如，某些药品如果受潮或受热，可能会导致药效降低或产生有害物质。通过物理检测，我们可以及时发现这些问题，确保药品的安全性。

3. **为药品的质量控制提供依据** 药品的质量控制是一个系统性的工作，需要通过对药品的各项指标进行检测和分析，来评估药品的质量水平。物理检测作为其中的一部分，可以为药品的质量控制提供重要的依据。通过对药品的外观、形态、质地等物理特性进行检测，我们可以了解药品的质量状况，从而为药品的质量控制提供有力的支持。

在实际操作中，物理检测通常包括外观检查、质地测试等多个环节。外观检查主要是对药品的外观进行观察，检查药品是否有变形、变色、结块等异常情况。质地测试则是对药品的质地进行检测，如硬度、脆性、黏度等指标。通过这些检测手段，我们可以全面了解药品的物理特性，从而确保药品的质量和安全性。

总之，物理检测在药品质量控制中发挥着重要的作用。它不仅可以及时发现药品的异常现象，确保药品的安全性，还可以为药品的质量控制提供依据。因此，在药品的生产、储存和运输过程中，我们应加强对药品的物理检测，保障人们的生命健康。

四、分子生物学检测

分子生物学检测以其高灵敏度和特异性在卫生检测领域崭露头角。它利用分子生物学技术，如聚合酶链式反应（PCR）和基因测序等，能够直接检测药品生产环境中的微生物遗传物质，从而快速准确地判断是否存在污染。与传统的微生物培养方法相比，分子生物学检测无须长时间的培养过程，大幅缩短了检测时间，提高了检测效率。此外，分子生物学检测还能够识别出那些难以培养的微生物，进一步增强了检测的全面性。

生物传感器检测是一种基于生物识别原理的快速检测方法。它利用生物分子与特定目标物质之间的相互作用，将生物信号转化为可测量的电信号或光信号，从而实现对药品生产过程中污染物的快速识别和检测。生物传感器检测具有响应速度快、操作简单、可重复使用等优点，特别适用于在线监测和实时控制。

生物学的卫生检测手段不仅提高了药品生产过程中的卫生检测水平，还为药品的质量和安全性提供了更加可靠的保障。它们能够及时发现潜在的污染源，帮助制药企业迅速采取措施，防止污染扩散，确保药品的安全生产。同时，这些检测手段也为药品监管部门提供了有力的技术支持，使得药品监管更加科学、精准和高效。

然而，值得注意的是，虽然这些特殊的卫生检测手段具有诸多优点，但在实际应用中仍存在一定的挑战和限制。例如，分子生物学检测需要专业的技术人员和昂贵的设备支持，且操作过程相对复杂，还可能存在一定的误差。生物传感器检测则需要不断地更新和优化传感器，以适应不同种类和浓度的污染物。因此，在药品生产过程中，应综合考虑各种因素，合理选择和应用这些特殊的卫生检测手段，以确保药品的质量和安全性。

技能训练 1

制药生产区的清洁清场

一、实训目的

1.深化理解卫生对制药行业的意义。

2.熟悉GMP对制药企业卫生管理的内容。

3.学习制药企业对环境卫生、工艺卫生、人员卫生的管理。

二、实训原理

制药企业卫生主要包括环境卫生、工艺卫生和人员卫生三个方面，这些都直接关系到药品质量和药品安全性。在GMP中，对制药企业卫生做出了严格而明确的规定，以最大限度地降低药品被污染的风险。作为制药行业的一员，应当熟悉这些规定并在生产中严格执行。

三、实训材料

工作服、清洁剂、消毒剂、清洁工具、常见实验设备、硬纸卡、记号笔等。

四、实训步骤

1.更换工作服，进入制药实训车间。

2. 熟悉制药实训车间内各工作室（车间）的布局位置、生产工作内容、卫生标准等情况。

3. 制作清场状态标识卡和设备状态标识卡。

4. 练习清场环节，对车间环境、工作台面、生产设备进行清洁。

5. 为清洁合格的设备挂上"已清洁"状态标识，为清场合格的工作车间挂上"已清场"状态标识卡，并填写记录。

五、实训思考

结合实训内容，思考这些工作与医药卫生的关系。除了这些工作，在制药企业中还需要做哪些卫生工作？

？ 想一想

1. 从自身角度出发，思考讨论个人与医药卫生的关系。

2. GMP 对制药企业卫生有哪些规定？

3. 查阅药品安全事件，分析讨论事件原因及预防措施。

4. 讨论各类卫生检测方法的优缺点和适用范围。

书网融合……

本章小结

项目三　洁净区作业

📖 **导言**

通过本项目的学习，掌握制药卫生的核心要求，深入理解洁净度及其分级的内涵，清晰认识洁净区的定义，了解洁净度的验证方法，严格遵循人员作业规范，明确洁净区对物料的具体要求，以及有效执行洁净区的清场程序。对于确保药品生产质量、保障公众用药安全具有重要意义。

📖 **学习目标**

知识目标

1. **掌握** 洁净度的概念；洁净区分级知识及要求。
2. **熟悉** 洁净区作业的规范。
3. **了解** 洁净度的验证方法。

技能目标

1. 熟练操作洁净区作业的规范和流程。
2. 熟知洁净区的各项卫生要求。

素质目标

通过药品生产洁净区制度、要求的学习，掌握药物生产核心卫生要求，树立高度的职业责任感。

任务一　洁净区

PPT

🧪 **思政案例**

近日，某省药监检查总队（以下简称总队）的检查组对某制药股份有限公司123车间某品种开展常规的飞行检查，历时2天，检查组按照GMP的要求，结合产品特性并基于风险管理要求进行了现场及文件的检查。通过检查，发现车间洁净区内包间泡罩包装机传送带（传送内包好的产品）由洁净区D级区进入一般区再次返回到D级区（循环转动），过程中无防止污染的措施，导致污染物随输送带将未包装产品污染，造成交叉污染。这直接影响了药品的质量和安全性。药品生产是一个高度敏感和严格的过程，必须确保生产环境的洁净度和产品的安全性。交叉污染可能导致药品被污染，进而对使用者的健康造成潜在威胁。药品生产是一个关系到公众健康的重要领域，必须严格遵循相关规范和要求。制药公司应该加强自身的质量管理，确保生产的药品安全有效。

洁净区作业是制药、生物技术、食品加工等领域中非常重要的环节，它直接关系到产品的质量和生产的洁净度。洁净区作业的目的是创造一个无尘、无菌的环境，以防止产品在生产过程中受到污染。

在进行洁净区作业之前，首先需要对洁净区进行合理的划分。洁净区的划分通常根据产品的特性和生产工艺的要求来确定。洁净区通常被划分为不同的等级，每个等级对应着不同的洁净度要求。通过合理的划分，可以确保不同等级的区域相互隔离，避免交叉污染。

一、洁净区的定义

需要对尘粒及微生物含量进行控制的区域（房间），其建筑结构、装备及其使用均具有减少该区域内污染源介入、产生和滞留的功能。洁净区应定期监测温度、湿度和静压差、沉降菌、浮游菌、悬浮粒子、风速。

二、洁净区常见的两大污染

在洁净区中，粒尘和微生物是两种常见的污染源。它们不仅可能对产品质量造成严重影响，还可能对生产环境产生潜在的危害。

1. **尘粒污染**　尘粒是指悬浮在空气中的固体颗粒。

在洁净室内，粒尘的主要来源包括外界环境、生产过程以及人员活动。其中，人员是最大的产尘源（图3-1），约占80%。人体在活动时，会不断散发出皮屑、头发等微小颗粒，同时衣服也会带入尘粒。此外，人体散发的热量还会使大于$0.3\mu m$的微小粒子扩散，扩散量可达到每分钟近千百万粒。这些粒子不仅污染了洁净室，还可能对产品造成不良影响。

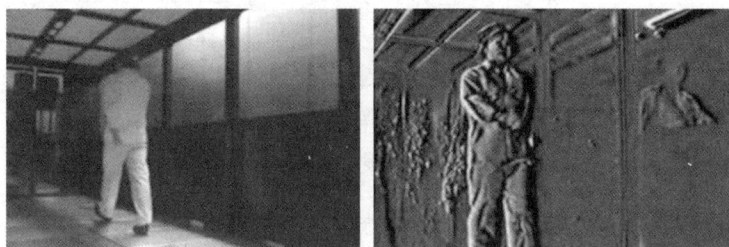

（a）人员走路时身体发尘

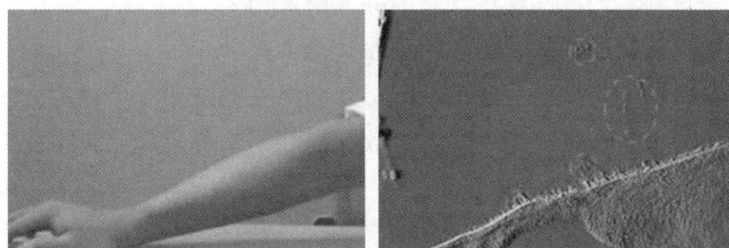

（b）人员手臂发汗情况下发尘

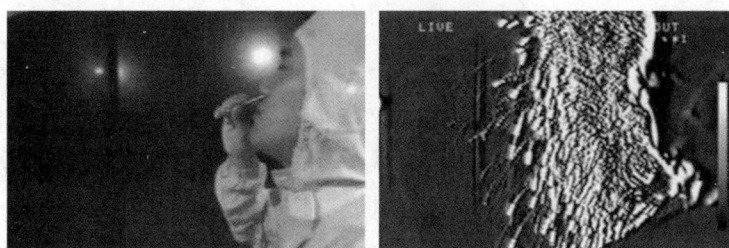

（c）人员打喷嚏时产生的飞沫

图3-1　人员活动的产尘情况

为了有效防控尘粒污染，洁净室应采取多种措施。首先，加强空气净化系统的运行，确保室内空气的洁净度达到要求。其次，对进入洁净室的人员进行严格的管理和洁净区作业培训，减少人为因素造成的污染，例如，人员进入洁净区需进行更衣以减少人的发尘造成的污染。此外，定期对洁净室进行清洁和维护，及时清除积累的尘粒和污渍。

2. 微生物污染　含有微生物污染的药品可能会导致感染增加，严重的会对某些人的生命威胁。2012年，美国一家企业在生产脑膜炎药物过程中受到微生物污染，最终导致76人死亡；现今，依然会发生因存在潜在微生物污染而召回药品的事件。

微生物污染对药品质量的影响不容忽视。一些微生物可能产生有害物质，如毒素和代谢产物，从而对人体健康造成潜在危害。由微生物污染引发的药品安全事故，不仅引发了重大药品召回事件，还造成了大量经济损失和公共资源浪费，以及诸多无法挽回的生命损失和安全隐患。

在药品生产过程中，微生物的来源主要包括空气、工艺用水、人员、物料以及厂房设备（图3-2）。其中，空气和水是微生物污染的主要途径之一。人员体表皮肤与外界相通的腔道也是微生物的重要来源之一。此外，物料和厂房设备表面也可能成为微生物的寄居地。

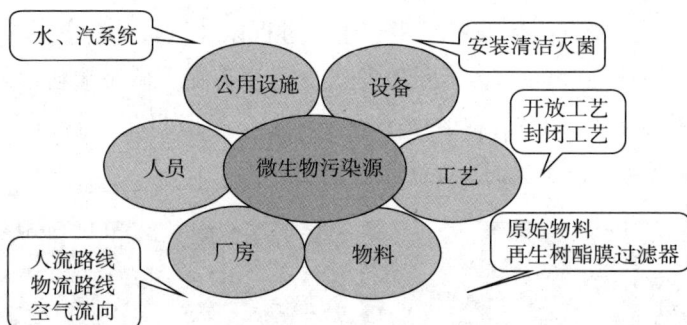

图3-2　洁净区微生物污染来源

为了有效防控微生物污染，洁净室应采取多种措施。

（1）加强空气净化系统和制药用水系统的运行，控制空气和工艺用水的微生物含量。

（2）对原辅料、包装材料、药液的物料进行消毒灭菌处理。

（3）对厂房设备表面进行定期清洁和消毒，确保其符合要求。

（4）对操作人员要有严格的清洁卫生要求。人员是洁净室的主要污染源之一，因此对进入无菌室的操作人员需进行更衣的确认，防止进入室内的人员散发细菌，或者尽量限制细菌扩散。

三、洁净度及洁净级别

洁净度就是洁净空气中空气含尘（包括微生物）量的程度，用于衡量空气中杂质含量。

在医药行业中，尤其是无菌药品的生产过程中，空气洁净度的重要性不言而喻。中国GMP（2010年版）基于每立方米空气中悬浮粒子的最大允许数，对无菌药品生产所需的洁净区进行了明确的划分和规定，分为A级、B级、C级和D级四个级别。每个级别的洁净区都有其特定的洁净度要求。

1. A级洁净区　是高风险操作区，包括灌装区、放置胶塞桶和与无菌制剂直接接触的敞口包装容器的区域以及无菌装配或连接操作的区域。这些区域由于直接涉及无菌药品的生产，因此对空气洁净度的要求非常高。为了确保A级洁净区的空气洁净度，需要使用单向流操作台（罩）来维持环境状态。单向流操作台（罩）通过高效过滤器将空气进行净化，并形成单向流动，从而有效地排除了空气中的悬浮粒子，保证了生产环境的洁净度。

2.B级洁净区　是A级洁净区所处的背景区域。虽然B级洁净区的洁净度要求相对较低，但仍然需要保持一定的空气质量，以确保A级洁净区的正常运行。B级洁净区通常位于A级洁净区的周围，通过有效的空气净化系统和合理的气流组织，确保空气质量的稳定。

3.C级和D级洁净区　是针对无菌药品生产过程中重要程度较低操作步骤的洁净区。这些区域虽然不涉及直接的无菌操作，但仍然需要保持一定的洁净度，以确保药品生产过程的整体质量。C级和D级洁净区的洁净度要求相对较低，但仍然需要满足GMP标准的要求，确保药品生产环境的卫生和安全。

需要注意的是，我国GMP（2010年版）对于洁净度的要求包括静态和动态两种状态。静态检测是在检测区域未生产或无人操作时的检测，而动态检测则是在检测区域正在生产或有人操作的检测（表3–1）。这两种状态的要求是不同的，因为在动态状态下，人员的活动和设备的运行会产生一定的悬浮粒子，从而对空气质量产生影响。因此，在实际操作中，需要根据具体情况对洁净度进行动态调整和控制，以确保药品生产过程的顺利进行。

表3–1　中国GMP（2010年版）悬浮粒子的限度标准

洁净度级别	悬浮粒子最大允许数（m³）			
	静态		动态	
	≥0.5μm	≥5.0μm	≥0.5μm	≥5.0μm
A级	3520	20	3520	20
B级	3520	29	352000	2900
C级	352000	2900	3520000	29000
D级	3520000	29000	不作规定	不作规定

总之，空气洁净级别在无菌药品生产过程中起着至关重要的作用。通过对洁净区进行明确划分和规定，可以确保不同区域的空气质量满足GMP标准的要求，从而保证药品生产过程的卫生和安全。同时，对于洁净度的要求，需要考虑到静态和动态两种状态，以确保在实际操作中能够对空气质量进行有效的控制和调整。

此外，我国GMP（2010年版）与ISO 14644–1国际标准在洁净度要求上存在一定的差异。在ABCD体系中，A级静态和动态都等同于ISO4.8级，即A级是按照动态来要求的。从B级开始，静态和动态之间差一到二个级别。B级静态为ISO5，动态ISO7；C级静态ISO7，动态ISO8；到了D级，级别已经比较低，因此没有动态要求，只有静态要求为ISO8。

在实际操作中，需根据具体情况进行换算和调整，以确保洁净级别符合相关标准和要求（图3–3）。

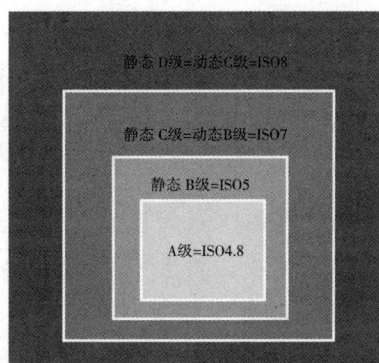

静态 D级=动态C级=ISO8

静态 C级=动态B级=ISO7

静态 B级=ISO5

A级=ISO4.8

图3–3　ISO与我国GMP（2010年版）换算

四、洁净区及其分类

根据不同的分类标准，洁净区可以分为多种类型。

1. **按洁净度级别分类**　洁净区可以分为A、B、C、D四个级别。其中，D级为最低级别，A级为最高级别。

2. **按气流组织分类**　洁净室可以分为单向流（层流）洁净室、乱流（非单向流）洁净室和混合流洁净室三类。

（1）**单向流（层流）洁净室**　是指气流沿单一方向呈平行流线并且横断面上风速一致的气流。这种洁净室的气流组织形式能够有效地去除空气中的悬浮微粒，保持洁净度。根据气流方向的不同，单向流洁净室又可以分为垂直单向流和水平单向流两种。

（2）**乱流（非单向流）洁净室**　是指气流不符合单向流定义的气流的洁净室。这种洁净室的气流组织形式较为复杂，气流方向不固定，流速也不一致。由于气流组织形式的不同，乱流洁净室的洁净度相对较低，但造价和维护成本也相对较低。

（3）**混合流洁净室**　是指将单向流和非单向流组合起来的洁净室。这种洁净室的气流组织形式结合了单向流和乱流的特点，能够在保持一定洁净度的同时，降低造价和维护成本。

3. **按洁净室所需控制的空气中悬浮微粒的类别分类**　洁净室可以分为工业洁净室和生物洁净室两类。

（1）**工业洁净室**　主要控制参数是温度、湿度、风速、气流组织、洁净度等。这种洁净室主要用于工业生产过程中对空气洁净度要求较高的场所，如半导体、电子、精密仪器等制造业。

（2）**生物洁净室**　与工业洁净室一样，也需要控制温、湿度、风速、气流组织、洁净度等参数，但还需要增加控制室内细菌的浓度。这种洁净室主要用于生物实验、医疗手术等场所，以保证实验或手术过程中的无菌环境。

综上所述，洁净区的分类多种多样，不同类型的洁净区适用于不同的应用场景。在实际应用中，需要根据具体需求和应用场景，选择合适的洁净区类型和相应的空气净化技术，以保证洁净区的洁净度和空气质量。

任务二　洁净区操作规范

PPT

思政案例

在对某药企进行飞行检查时发现以下缺陷项：无菌室操作人员有时会将手握在一起；胳膊交叉；胳膊有时与身体接触；洁净间操作人员快速移动。一个操作人员生产中使用掉在地板上的钳子。

这些缺陷项中反映的都是人员在洁净区工作中的不规范行为，而这些不规范行为会直接导致药品卫生质量安全问题。

药品质量安全，一直以来都是药品行业不懈追求的目标，它是患者的生命线，药品的每一步操作流程，每一个质量控制环节，都关乎着患者的健康，而生产中的规范操作是保证药品安全质量的重要前提之一，作为一名医药行业从业人员，要把药品卫生质量安全观念放在首位，以此约束自己的规范行为，提醒自己一定要严格遵守药品生产规范要求，从而确保患者能够使用到安全、有效的药品。

在洁净区内进行作业，必须遵循一系列严格的作业规范，以确保产品的质量和生产的洁净度。

一、进入洁净区前

从事洁净区工作的人员必须接受专业的培训和指导，了解洁净区的特点、作业规范和安全注意事项。进入洁净区前，人员不允许化妆、佩戴首饰手表，同时要求人员必须穿戴专用的洁净服、洁净鞋、洁净手套等。另外，洁净区内禁止吸烟、饮食，禁止将与生产无关的个人物品带入洁净区内，以免造成污染。

1. 制药车间洁净区的人员管理

（1）根据生产操作室的面积，风流量计算，规定每个岗位的定员人数，不得超员。

（2）洁净区仅限于本区工作人员和经批准的人员进入。

（3）非洁净区工作人员因工作需要进入洁净区，药厂领导、生产部长、工艺员、质量管理部部长、质检员和取样员、工程部长及设备维修人员在车间值班室登记后即可进入。其他人员到生产部办理批准手续，才能进入洁净区。

（4）外来参观人员进入洁净区，必须经生产部批准，由生产部或生产车间派熟悉洁净区进入程序及有关制度的人员陪同。

（5）进入洁净区人员，本企业人员应经过洁净知识培训，外来人员由车间指定人员对其讲解洁净知识后方可进入。外部进入洁净区人员，每次不超过5人。

2. 进入洁净区前双手清洗程序 洗手是洁净区工作人员进入洁净区前必不可少的环节。洗手程序如下。

（1）用流水充分润湿双手直到腕部。这一步骤的目的是去除双手表面的灰尘和污垢，为后续清洗打下基础。润湿的过程要持续足够的时间，确保每个角落都被充分浸润。

（2）以适量洗涤剂（洗涤剂的选择应符合卫生标准）均匀涂布于双手润湿部位，并充分揉搓，以去除深层的污垢和细菌。这一环节采用七步洗手法：内—外—夹—弓—大—立—腕（图3-4）。

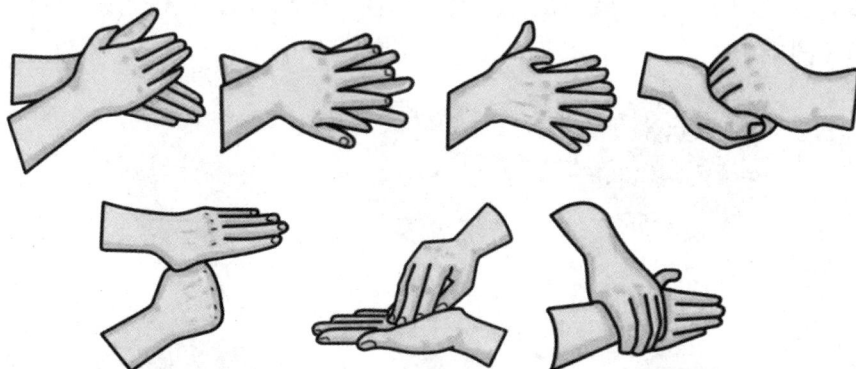

图3-4 七步洗手法

内：掌心相对，手指并拢相互揉搓。

外：手心对手背沿指缝相互揉搓，双手交换进行。

夹：掌心相对，双手交叉沿指缝相互揉搓。

弓：弯曲各手指关节，半握拳把指背放在另一手掌心旋转揉搓，双手交换进行。

大：一手握另一手大拇指旋转揉搓，双手交换进行。

立：弯曲各手指关节，把指尖合拢在另一手掌心旋转揉搓，双手交换进行。

腕：螺旋式擦洗手腕，双手交替进行。

（3）用流水将两手污物及泡沫冲洗干净。冲洗时要保持双手处于流动的水流下，确保每个部位都被冲洗干净。冲洗时间要足够长，至少要持续30秒，以确保洗涤剂和其他污染物被彻底清除。

洗手后，在干手器下吹干双手。

需要注意的是，洗手后不得涂抹护肤用品。应让双手自然干燥，并不能触碰任何物体。

3. 人员进入洁净区更衣流程　因为人是洁净区最大的产尘源，因此，人员进入洁净区需要先进行洁净区更衣，这是确保洁净区空气质量和工作效率的重要环节。

进入洁净区的人员需要接受洁净区更衣培训，穿着专门的洁净服和洁净鞋，戴上洁净手套和口罩，避免带入尘埃和微生物。人员进入洁净区的更衣流程图3-5所示。

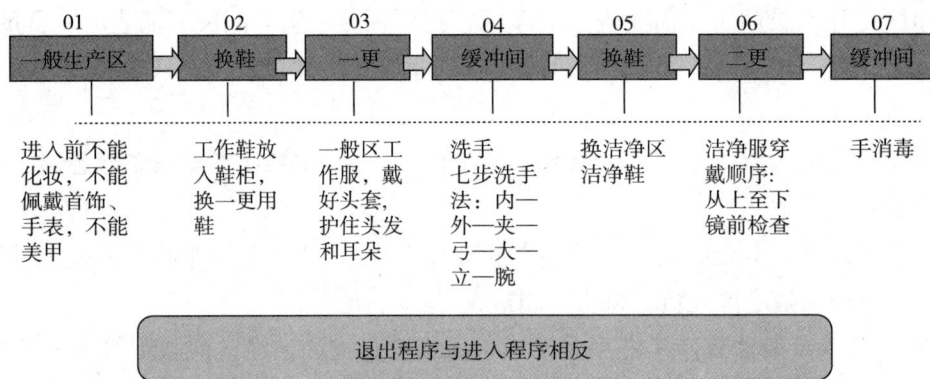

图3-5　进出洁净区更衣流程

（1）操作人员进入厂房，换鞋，进入更衣室，将自己的衣服、鞋、个人物品等整齐地放置在各自更衣柜内规定的位置。穿工作服（白大褂）并洗手、烘干后，进入厂房控制一般洁净区。

（2）至洁净车间门口，换鞋，将一般生产区用鞋放入指定位置，穿洁净鞋进入一次更衣室。进入一更后，脱去工作服，换洁净工作服，戴一次性头套（护住头发和耳朵），进入缓冲间，洗手并烘干，进入高一级别的洁净（图3-6）。

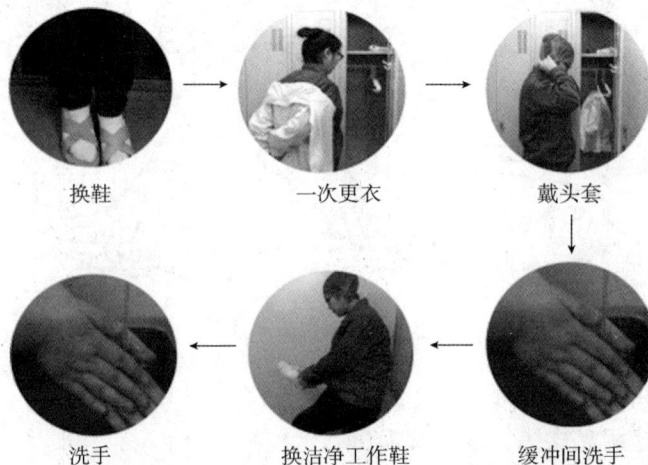

图3-6　一次更衣间及缓冲间更衣流程

（3）换鞋并置于指定位置，缓冲间洗手并烘干后进入二次更衣室，在更衣室内戴好口罩，取无菌衣袋，更换洁净服，按帽子、连体洁净衣、洁净鞋的顺序，从上至下穿好，帽子下缘放于连体衣内，连体衣裤腿放于鞋子内，之后戴手套，进行手消毒，进入洁净区生产操作（图3-7）。

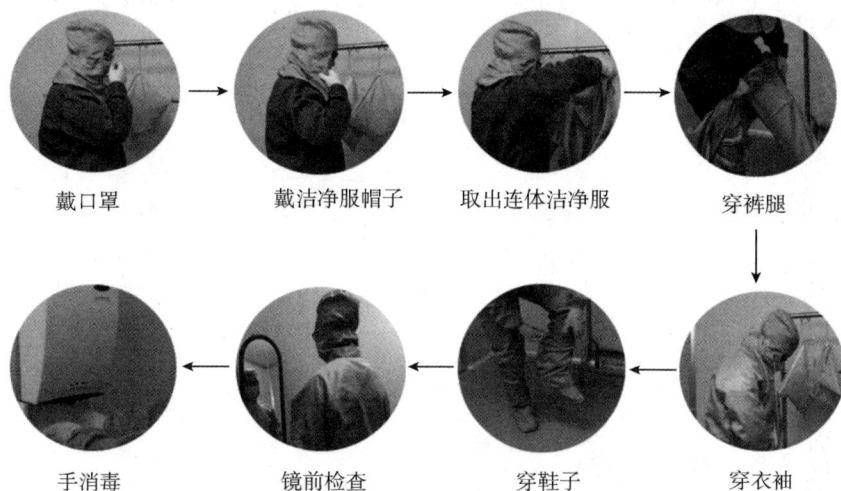

图3-7 二次更衣间及缓冲间更衣流程

若洁净服为分体式，则按帽子、上衣、裤子、洁净鞋的顺序，从上至下穿好，上衣放于裤子内，裤腿放于鞋子内，之后进行手消毒，进入高危洁净生产操作区。

通过严格的更衣程序和规范的操作流程，可以避免人体产尘对洁净区洁净度的影响，从而确保洁净区的空气质量和工作效率，保障产品的质量和生产的顺利进行。某制药企业人员进出洁净区标准操作规程见附录7。

二、洁净区内作业

在洁净区内，作业人员必须遵循一系列的操作规范，以确保产品的质量和生产的洁净度。如避免快速移动、减少说话次数、避免咳嗽和打喷嚏等，以减少尘埃和微生物的产生和扩散。同时，作业过程中需要使用专门的洁净工具和材料，如洁净布、洁净纸、洁净手套等，以避免对产品和环境的污染。

此外，洁净区内还需要设置专门的洁净设备，如洁净工作台、洁净柜等，以确保产品在生产和加工过程中不受外界环境的影响。这些设备需要定期进行维护和清洁，以确保其正常运转和洁净度。

（一）进入车间后要求

（1）进入生产区后，应在本岗位所需区域内工作，不得串岗。

（2）搬运物料时，应按规定路线运送，不得穿越其他工作区域。

（3）保持自己的工作区域内干净、整洁。

（4）工作中尽量减少非生产要求的动作，避免剧烈动作（如快速跑动、直接在地面上推拉东西等）。

（5）不面对裸露的原辅料、半成品及待包装品谈话，甚至咳嗽，及其他可能污染药品的行为。

（6）不用裸手接触药品。

（7）人员需戴手套进行操作的，除正常生产动作外，不应伸手乱摸设备及无关物料。

（二）作业时物料进出洁净区要求

1. 物料进入程序

（1）检查车间领料员所执领料凭证（如配制指令单、包装指令单等），必须经主管人员签字。

（2）检查仓库所发物料包装必须完好，有检验报告单和合格证。

（3）领料人与保管员必须核对实物，将原辅料送至车间指定位置码放，由收料人点收、发料、送料、领料人均应在领料单上签字。送料进车间时要走规定通道。

2. 物料进入车间要求

（1）车间不得领用不合格的物料。

（2）仓库保管员对外包装未彻底清洁前不得进入洁净生产区，去掉物料的最外层包装再进入洁净区。

（3）剩余物料退库出洁净区时，应扎紧所装物料袋口，包装外壳上贴好品名、数量、批号、退库日期。某制药企业物料进出洁净区标准操作规程见附录8。

（三）作业时物品及工具进入洁净区要求

1. 物品进入程序

（1）进入的工具、仪器、零部件、设备等，首先应进行擦洗、除尘或除去外包装、消毒等必要的净化处理，并按规定程序进行清洁、消毒。

（2）送料进车间时要走规定通道。

2. 物品进入车间要求

（1）尽量减少使用不易清洁的凹陷或凸出的壁架和设备。

（2）清洁工具应干燥，防止生霉现象。清洁剂、消毒剂应替换使用，防止微生物产生耐药性。

（3）设有密闭的废弃放置点，放置点周围干净、无污渍、无洒漏。并按规定在工作后将其及时清除出洁净区。

（4）不设告示板、记事板，不得在墙壁粘贴无关布告、指示。

（5）工具、器具和容器不得随便送出洁净区外，所有再次进入的物品必须经过重新清洁、消毒，不允许物品随便进出。

（6）记录用的纸、笔需经洁净、消毒程序后方可带入。

（7）所有原辅料、药用包材必须除去外包装，同时清洁内包装表面，进行消毒。

（四）洁净区的清场

1. 清场的定义 为了防止混药事故，各生产工序在生产结束、更换品种及规格或换批号前，均应彻底清理、检查作业场所及所使用的设备和工器具。

2. 清场的要求

（1）要做到面无积灰、无结垢，门窗、室内照明灯、风管、封面、天关箱外壳无积灰，室内不得存放与生产无关的杂品。

（2）使用的工具、窗口应清洁无异物，无上次产品的遗留物。设备内外无上次生产遗留的药品，无油垢。

（3）非专用设备、管道、容器、工具应按规定拆洗或灭菌。

（4）凡直接接触药品的机器、设备及管道、工具、容器，均应每天或每批清洗或清理，而同一设备连续加工同一非无菌产品时，至少每周或每生产三批后要按清洗规程全面清洗一次。

（5）包装工序调换的品种时，多余的标签及包装材料应全部按规定处理。

固体制剂工序调换品种时一律调换烘布、布袋。

3. 做好清场记录 清场工作应有清场记录，设备和作业场所分别在清场/使用卡填写，清场记录应包括工序（设备）名称、清场前产品的品名、规格、批号、清场日期、清场项目、清场情况、清场人、复核人等。

清场结束后由QA人员检查核准并在清场/使用卡上签字后，才算清场结束。该卡作为下一个品种（或同一品种不同规格）的生产凭证附入生产记录。无批准清洁使用卡不得进行另品种或同一品种不同规格的生产。某制药企业清场标准操作规程见附录9。

任务三　空气净化与空气质量检测

对洁净区的洁净度的维持，除了对人员的要求，还需要通过专业的设备和严格的控制手段来保证。例如，可以使用高效过滤器、空气净化等设备来过滤空气中的尘埃粒子和微生物，保证洁净区洁净度。同时，需要定期对洁净区进行空气质量检测、微生物检测等，以监控洁净度的变化，及时发现影响洁净度的问题，并解决问题。

一、空气净化技术

空气净化是指对空气采用综合性措施，除去其中的尘粒、微生物等可能会对药品造成污染的物质，以达到特定卫生要求。

空气净化的任务是控制生产环境空气中的尘粒和细菌的数目，以及适当的温度、湿度，防止对药品造成污染。

1. 洁净室空气净化要求　根据GMP标准，洁净室的空气净化需满足以下要求：同等级别的洁净室应集中布局，不同级别的洁净室应从低洁净度至高洁净度渐次排列，各级别之间维持10Pa的压差。相邻洁净室应设置隔离门，开启方向指向低洁净度区域。洁净室门应严密关闭，人员及物料进出口应设置气闸。洁净室内应保持正压状态，进入的空气必须经过净化处理。空气净化系统应持续运行，不得中断。需定期对洁净室内空气中的尘粒和微生物进行检测，并记录存档。

2. 洁净室的送风、气流及回风设计

（1）送风方式　主要包括侧送风和顶部送风。侧送风通过安装在洁净室侧壁或送风管的送风口，以水平方向送入空气。顶部送风则在洁净室顶部安装散流器，使空气以辐射状向四周扩散，与室内空气混合。

（2）气流形式　对洁净室内洁净度具有重要影响。设计时应减少涡流，防止外部污染进入，并避免灰尘二次飞扬。根据洁净度要求，可选择层流、乱流或复合式气流。层流气流速度均匀，沿平行流线单向流动，适用于高洁净度区域。层流可进一步分为水平层流和垂直层流，后者便于设备布置，但成本较高。乱流气流速度不均，方向不规则，通过多次换气实现室内洁净，适用于较低洁净度区域。复合式结合层流和乱流特点，为局部提供超洁净空气。

（3）回风设计　洁净室的回风口通常位于室内墙下，通过调节回风量控制室内气流。

3. 空气净化系统　是维持洁净室洁净度的核心组件，对于防范污染具有决定性作用。在生产流程中，必须根据洁净室对空气洁净度的特定要求，选用适当效率的空气过滤器。

（1）初效过滤器　具有较低的过滤效率，作为预过滤设备，其结构通常为板式或袋式。初效过滤器的过滤介质多为粗、中空泡沫塑料或无纺布等纤维材料，这些材料具有较小的空气阻力，使得空气在通过时速度较大。此外，这些材料易于清洗和更换，从而便于初效过滤器的卫生管理。

（2）中效过滤器　结构与初效过滤器相似，但内部过滤介质有所不同。中效过滤器的过滤介质主要包括中、细孔泡沫塑料、玻璃纤维、化学纤维、无纺布等材料。中效过滤器通常在初效过滤器之后、高效过滤器之前使用，起到承上启下的作用。

（3）高效过滤器　是空气净化系统中的末级过滤装置，通常安装在洁净室的送风口。高效过滤器的结构主要是折叠式空气过滤器，其过滤介质通常采用超细玻璃纤维滤纸、超细石棉纤维滤纸等。这些介质的纤维直径大多小于1μm，主要用于滤除小于1μm的尘粒。高效过滤器具有较大的阻力、高过滤效率和不可重复利用等特点，因此需要在初效过滤器和中效过滤器对空气进行预先过滤后才能使用。

为在降低成本的同时确保空气满足卫生标准，可采取联合使用三种不同效率的空气过滤器的策略，依次为初效过滤器、中效过滤器和高效过器（图3-8）。

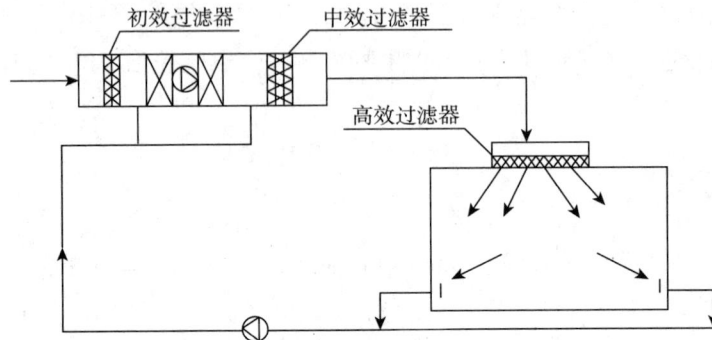

图3-8　洁净区空气净化系统

对于某些对洁净度要求极高的生产工艺，例如无菌操作，局部净化是理想的选择。具体可实施的方法包括在设备上安装层流罩，或使用超净工作台、无菌室等措施，以满足高标准的洁净要求。

1）层流保护罩：是一种高效的气流控制设备，它通过精确调控气流，创造出一种特殊的层流状态，从而有效防止外界污染物侵入。同时，层流保护罩还配备了高效的空气过滤系统，可以过滤掉空气中的细菌、病毒、尘埃等微粒，进一步保证了工作区域的洁净度（图3-9）。

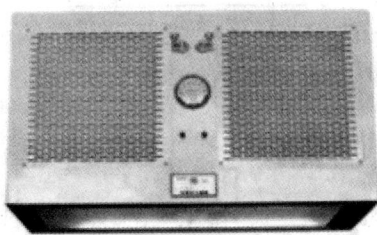
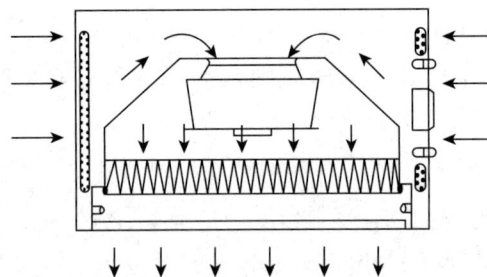

外观图　　　　　　　　　　　　　　　气流示意图

图3-9　层流罩外观图及气流示意图

2）超净工作台：集成了高效空气过滤系统和层流保护罩等功能，提供了一个高度洁净的工作环境。超净工作台的高效空气过滤系统是其核心功能之一，能够有效地去除空气中的尘埃、细菌、病毒等污染物，保证工作区域内的空气洁净度达到极高的标准。超净工作台的层流保护罩能够在工作区域内形成稳定的气流场，可有效地防止外界污染物进入工作区（图3-10）。

超净工作台还配备了紫外线消毒装置、风速调节等功能，以满足不同洁净级别的需求。紫外线消毒装置可以定期对工作区域进行消毒，杀灭可能存在的微生物，保证工作环境的卫生安全。而风速调节功能则可以根据实验需求调整工作区域内的风速，以满足不同实验对气流的要求。

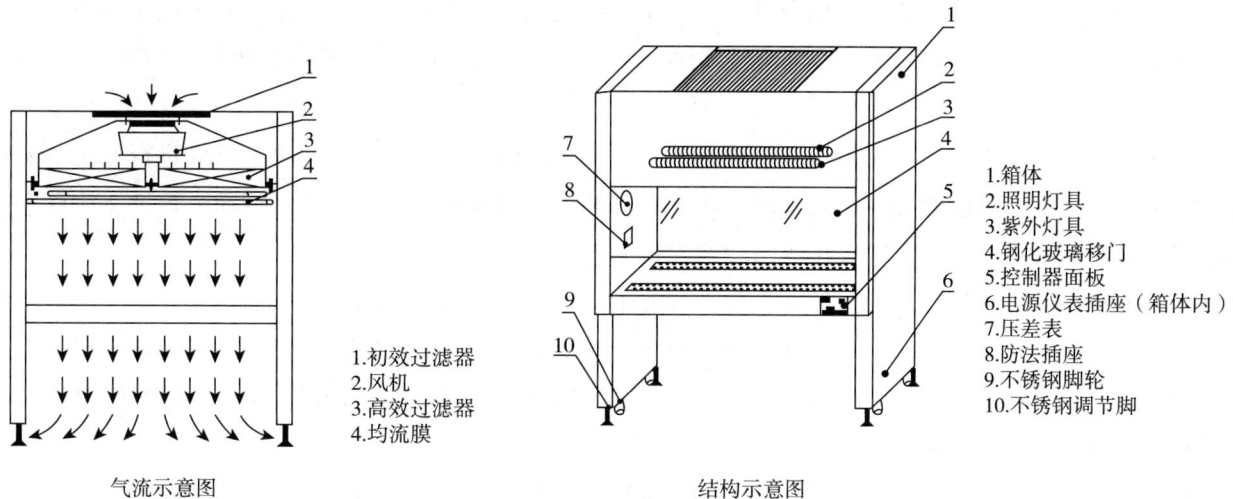

1.初效过滤器
2.风机
3.高效过滤器
4.均流膜

气流示意图

1.箱体
2.照明灯具
3.紫外灯具
4.钢化玻璃移门
5.控制器面板
6.电源仪表插座（箱体内）
7.压差表
8.防法插座
9.不锈钢脚轮
10.不锈钢调节脚

结构示意图

图3-10 超净工作台结构及气流示意图

二、空气质量检测技术

在洁净区的维护与管理中，除了空气净化设备外，定期进行空气质量检测和微生物检测也是至关重要的。

空气质量检测通过对洁净区内尘埃粒子浓度、温湿度等关键参数的测量，全面评估洁净区的整体洁净水平。是判断洁净区空气质量的重要标准。

1. 尘埃粒子浓度测定 尘埃粒子是空气中悬浮的微小颗粒，它们的存在可能对产品造成污染，降低产品的质量和可靠性。

通过专业的粒子计数器，可以精确地测量洁净区内尘埃粒子的浓度，从而了解洁净区的洁净程度。粒子计数器通过激光散射技术或光电计数原理，能够准确地检测并计数空气中的尘埃粒子。通过定期的尘埃粒子浓度测定，可以及时发现洁净室环境中的问题，并采取相应的措施进行改进。不仅可以提高产品的质量和可靠性，还可以降低生产成本，提高生产效率。

2. 温湿度测定 温湿度是评估洁净区空气质量的重要指标。温度和湿度的控制对于维持洁净区的稳定性至关重要。

（1）温湿度对空气质量的直接影响 过高的温度会导致空气中的水分蒸发，形成干燥的环境。而过于干燥的空气会使得尘埃粒子更容易悬浮在空中，不易沉降。相反，过低的温度则会使空气中的水分凝结，形成水滴或水雾。这些水滴或水雾不仅增加了空气中的湿度，还使得尘埃粒子更容易附着在水分上，形成更大的颗粒。无论是干燥还是潮湿的环境，都不利于洁净区的空气质量维护。

（2）温湿度对洁净区稳定性的影响 保持洁净区温湿度的稳定性，对于维护设备的正常运行和产品质量的稳定至关重要。在洁净区中，各种设备和工艺都需要在特定的温度和湿度条件下运行。如果温湿度波动过大，不仅会影响设备的正常运行，还可能导致产品质量的下降。

为了实现对洁净区温湿度的精确控制，可以采用先进的温湿度传感器和控制系统。系统可实时监测洁净区的温湿度数据，并通过自动调节设备来维持温湿度的稳定。

3. 微生物检测 能够检测洁净区内的细菌、病毒等微生物含量，是洁净区内微生物含量的关键监测，确保区域符合既定的卫生标准。

常用的微生物检测方法包括培养法、显微镜观察法、PCR技术等。

（1）培养法　是通过模拟微生物在自然环境中的生长条件，观察微生物在培养基上的生长情况，从而判断其种类和数量。这种方法虽然操作相对简单，但耗时较长，且对于某些难以培养的微生物来说，效果并不理想。

（2）显微镜观察法　利用光学显微镜或电子显微镜观察微生物的形态和结构，从而进行鉴定。显微镜观察法具有直观、快速的特点，尤其对于形态特殊的微生物来说，效果显著。然而，这种方法对于操作者的技术要求较高，且对于形态相似的微生物，区分难度较大。

（3）PCR技术　PCR即聚合酶链式反应，是一种通过DNA复制原理，将特定的DNA片段进行体外扩增的技术。PCR技术具有极高的灵敏度和特异性，能够在短时间内检测出微生物DNA的存在，因此被广泛应用于微生物检测领域。通过设计特定的引物，PCR技术可以针对特定的微生物进行检测，从而实现对微生物的快速、准确鉴定。

除以上方法外，还可以使用微生物采样器，采集和分析药品生产洁净区内空气样本。它能够精确采集空气中的微生物，并通过科学的方法进行分析，从而提供关于洁净区微生物污染状况的准确信息。

此外，微生物采样器还能够提供关于洁净区内微生物污染趋势的信息。通过定期采集和分析空气样本，可以观察到微生物种类和数量的变化趋势。这些趋势信息有助于及时发现潜在的污染问题，并采取有效的措施进行干预。

除了检测方法外，微生物检测还需要注意一些关键因素。首先，采样点的选择至关重要。采样点的位置和数量应根据洁净区的布局和面积进行合理设置，以确保检测结果的准确性和代表性。其次，检测过程中的无菌操作也是非常重要的，任何污染都可能导致检测结果失真，从而影响对洁净区卫生状况的判断。

任务四　制药用水

PPT

一、制药用水的分类

制药用水分为饮用水（potable water）、纯化水（purified water）、注射用水（water for injection）和灭菌注射用水（sterile water for injection）。

1. 饮用水　是自来水公司供应的自来水或深井水，又称原水。不能直接用作制剂的制备或试验用水。

2. 纯化水　是原水经蒸馏法、离子交换法、反渗透法或其他适宜的方法制得的制药用的水，不含任何附加剂，其中用离子交换法、反渗透法、超滤法等非热处理制备的纯化水又称去离子水。用特殊设计的蒸馏器以蒸馏法制备的纯化水又称蒸馏水。可作普通药物制剂的溶剂或试验用水，不得用于注射剂配制。

3. 注射用水　是以纯化水作为原水，经特殊设计的蒸馏器蒸馏，冷凝冷却后经膜过滤制备而得的水。可作为配制注射剂用的溶剂。

4. 灭菌注射用水　为注射用水依照注射剂生产工艺制备所得的水。用于灭菌粉末的溶剂或注射液的稀释剂。

二、制药用水的用途及水质要求

1. 饮用水　在制药生产中饮用水主要是作为纯化水、医用水的原料；设备、容器、口服剂瓶子初洗；化学合成初始阶段用水；中药材、饮片清洗、浸润和提取等。

2. **纯化水**　用于制备注射用水（纯蒸汽）的水源；非无菌药品直接接触药品设备、器具和包装材料最后洗涤水；注射剂、无菌药品瓶子的初洗；非无菌药品的配料，口服剂配料，洗瓶；非无菌药品原料精制等。

3. **注射用水**　用于注射剂，无菌冲洗剂配料和溶剂；注射剂，无菌冲洗剂配料和溶剂最后洗瓶水；非无菌原料药精制；无菌产品及原料药直接接触药品包装材料最后精洗用水。

4. **灭菌注射用水**　用作注射用灭菌粉末的溶剂或注射液的溶剂。

三、纯化水的工艺

典型的纯化水制备系统是反渗透法制备注射用水，工艺流程：原水→预处理→一级高压泵→第一级反渗透装置→离子交换树脂→二级高压泵→第二级反渗透装置→纯水。

反渗透亦称逆渗透，是指借助一定的推力（如压力差、温度差等），迫使溶液中溶剂组分通过适当的半透膜，从而阻留某一溶质组分的过程。和自然渗透方向相反，故称反渗透。作用原理是扩散和筛分。反渗透膜孔径很小，能去除滤液中的离子范围和分子量很小的有机物，如细菌、病毒、热源等。

离子交换装置主要作用是去除水中的阴、阳离子，达到脱盐的目的。离子交换树脂是一种化学合成的球状、多孔性的，具有活动性离子的高分子聚合体，不溶于水、酸、碱和有机物，但吸水后能膨胀，性能稳定。使用后，可经过再生处理，恢复其交换能力。

四、注射用水的工艺

注射用水为纯化水经蒸馏所得的水。蒸馏法对不发挥性的悬浮物、胶体、细菌、病毒、热原等杂质有很好的去除作用。注射用水应在80℃以上保温、65℃保温循环或4℃以下的无菌状态下存放，并在制备12小时内使用。注射用蒸馏水大多是由多效蒸馏水机生产的。

五、水质在线监测

在线监测是指通过装在生产线和设备上的各类监测仪表，对生产及设备状况进行连续自动检测。自动监测系统一般包括取样系统、预处理系统、数据采集与控制系统、在线监测分析仪表、数据处理与传输系统及远程数据管理中心，这些分系统既各成体系，又相互协作，以完成整个在线自动监测系统的连续可靠地运行（表3-2、表3-3）。

表3-2　常规纯化水监测方案

内容部门	取样点	取样频率	检测项目
纯化水制水岗位日常监测	二级反渗透出水口	每2小时一次	电导率
	总出水口	每2小时一次	电导率
	总回水口	每2小时一次	电导率
化验室日常检测	二级反渗透出水口	每周一次	理化、微生物
	总出水口	每周一次	
	总回水口	每周一次	
	各使用点	每月可轮流一次	

表3-3　常规注射用水监测方案

内容部门	取样点	取样频率	检测项目
注射用水制水岗位日常监测	蒸馏水机出水口	每2小时一次	氨、氯化物、电导率、pH
	总出水口	每2小时一次	氨、氯化物、电导率、pH
	总回水口	每2小时一次	氨、氯化物、电导率、pH
化验室日常检测	蒸馏水机出水口	每周一次	理化、微生物、细菌内毒素
	总出水口	每周一次	
	总回水口	每周一次	
	各使用点	每月轮流一次	

技能训练 2

洁净区更衣

一、实训目的

1. 深化理解洁净区更衣的意义。

2. 熟悉 GMP 对洁净区管理的内容。

3. 掌握洁净区更衣流程以及规范操作。

二、实训材料

工作服、洁净服、一次性头套、口罩、洗手液、消毒剂、手套等。

三、实训步骤

1. 掌握进入洁净区前对人员的要求，不能佩戴首饰、手表等。

2. 换鞋，进入洁净区更衣实训车间。

3. 进入一更，更衣，戴一次性头套，护住头发和耳朵。

4. 缓冲间洗手，七步洗手法。

5. 换鞋、洗手，进入二更，戴口罩，更换洁净服。

6. 进入缓冲间手消毒。

四、实训思考

结合实训内容，思考人员对制药卫生的影响，充分认识洁净区更衣的重要性。

技能训练 3

超净工作台的使用

一、实训目的

1. 深化理解洁净区作业的设备要求。

2. 掌握超净工作台的使用流程以及规范操作。

二、实训材料

超净工作台、工作服、洁净服、一次性头套、口罩、洗手液、消毒剂、手套等。

三、实训步骤

1. 按照人员更衣要求进入洁净区。

2. 超净台接通电源，拉下玻璃挡板，打开紫外杀菌30分钟。

3. 开启风机和照明。

4. 按要求开启实验。

5. 实验结束，清理台面，关闭风机。

四、实训思考

结合实训内容，思考使用超净工作台的意义和使用中的注意事项。

? 想一想

1. 洁净区按照洁净度如何划分等级？

2. 人员为什么是洁净区最大的产尘源？

3. 简述洁净区更衣的流程与规范操作。

书网融合……

本章小结

项目四　医药行业消毒灭菌技术

📖 **导言**

通过本项目的学习，了解消毒灭菌的基本概念，掌握消毒灭菌的基本方法，熟练使用非洁净区和洁净区的清洁、消毒技术，对于制药行业卫生控制有着重要的意义。

📖 **学习目标**

知识目标

1. **掌握**　消毒灭菌的概念和方法。
2. **熟悉**　清洁灭菌的方法。
3. **了解**　环境微生物检测的方法和要求。

技能目标

1. 熟知并恰当运用消毒灭菌的各种方法。
2. 熟练进行环境微生物检测的操作。

素质目标

通过消毒灭菌知识的学习，掌握药物生产卫生管理的要求，树立高度的职业责任感。

医药行业消毒灭菌技术在保障患者和医护人员健康、提高医疗质量和安全性、保障药品质量等方面发挥着重要的作用。为了保障医药行业消毒灭菌技术的有效性、安全性和可靠性，更为了保障公众的健康和安全，国家出台了一系列关于消毒灭菌技术的标准和规范。

消毒灭菌技术在医药行业的应用非常广泛且至关重要，涉及药品的消毒灭菌、医疗器械与设备的消毒灭菌、医院环境的消毒灭菌、实验室的消毒灭菌等各个环节。药品的消毒灭菌技术可以确保药品在生产、储存和使用过程中的有效性和安全性；医疗器械与设备的消毒灭菌技术可以杀灭器械上的病原体，减少交叉感染的风险；医院环境的消毒灭菌技术可以降低医院内的细菌和病毒数量，最大可能地减少医院污染的发生，保障患者的安全；实验室的消毒灭菌技术可以保障实验环境条件，确保实验结果的可靠性，降低实验过程的污染风险。

任务一　消毒灭菌方法及其应用

PPT

一、灭菌与消毒的基本概念

1. **灭菌**　利用物理或化学方法，使物体上或介质中的所有微生物（包括细菌和芽孢）死亡的方法称"灭菌"。微生物的"死亡"指微生物不可逆地失去生长、分裂、繁殖的能力。

2. **消毒**　杀灭物体上或介质中的病原微生物，但是不一定杀死芽孢和部分非病原微生物的方法，称"消毒"，其目的是防止病原菌的传播。

3. **防腐**　抑制或防止微生物的生长、繁殖，以防物品腐败的方法，称"防腐"。常用于保存药品、食品、生物制品等。

4. **无菌**　在一定范围内，没有活的微生物存在，称"无菌"。灭菌后的物品或介质为"无菌状态"。

常用的消毒灭菌方法有两大类：物理消毒灭菌法和化学消毒灭菌法。

思政案例

"务必深化食品药品安全监管工作，以最高标准的严谨性、最严格要求的监管力度、最严厉手段的处罚措施、最严肃态度的问责机制，加快构建科学、完善的食品药品安全治理体系。在此过程中，必须坚持产管并重原则，严格把控从农田到餐桌、从实验室到医院的每一道安全防线，确保无懈可击。"

医药行业作为保障人民健康、提升生活品质、推动经济发展和社会进步的重要支柱，肩负着重大责任。因此，深入探索并有效运用医药行业消毒灭菌技术，严格控制药品质量，对于切实保障人民生命健康具有至关重要的意义。我们必须以高度的责任感和使命感，不断提升医药行业消毒灭菌技术水平，确保药品安全有效，为人民群众的健康福祉贡献力量。

二、物理消毒灭菌法

物理灭菌法是利用蛋白质与核酸具有遇热、射线不稳定的特性，采用加热、射线和过滤方法，杀灭或除去微生物，包括湿热灭菌技术、干热灭菌技术、辐射灭菌法、机械除菌法。

知识链接

GMP附录对湿热灭菌的规定

第七十一条　湿热灭菌应当符合以下要求：

（一）湿热灭菌工艺监测的参数应当包括灭菌时间、温度或压力。

腔室底部装有排水口的灭菌柜，必要时应当测定并记录该点在灭菌全过程中的温度数据。灭菌工艺中包括抽真空操作的，应当定期对腔室做检漏测试。

（二）除已密封的产品外，被灭菌物品应当用合适的材料适当包扎，所用材料及包扎方式应当有利于空气排放、蒸汽穿透并在灭菌后能防止污染。在规定的温度和时间内，被灭菌物品所有部位均应与灭菌介质充分接触。

1. **湿热灭菌技术**　是指物质在灭菌器内利用高压蒸汽或其他热力学灭菌手段杀灭微生物，具有穿透力强、传导快、灭菌能力强的特点，为热力学灭菌中最有效、用途最广的方法之一。药品、玻璃器皿、培养基、无菌衣、敷料以及其他遇高温与湿热不发生变化或损坏的物质，均可选用。

（1）**高压蒸汽灭菌法**　是一种高效且迅速的灭菌手段，是目前已得到广泛应用的湿热灭菌技术。其适用范围涵盖耐高温和潮湿的物品，诸如培养基、衣物、敷料、玻璃器材，以及传染性污染物等。对于接种及培养后的培养基，需经高压蒸汽灭菌后废弃，并随后清洗相关容器。高压蒸汽灭菌是在密闭的高压蒸汽灭菌锅内进行，利用高压蒸汽的高温效应和蒸汽的穿透能力达到灭菌目的。一般培养基用压力0.1MPa，温度可达到121℃，维持20～30分钟，即可以杀死芽孢及一切微生物的繁殖体。对于某些含糖量高的培养基，灭菌温度可适当降低到115℃，维持20~30分钟。

在操作高压蒸汽灭菌器时，必须严格遵循操作要求，以确保安全有效。这包括正确装载物品、调整灭菌温度和时间、定期检查设备性能等。微生物实验室通常使用小型手提式、立式或卧式高压蒸汽灭菌器。手提式高压蒸汽灭菌器多为人工控制型，适合小批量物品的灭菌；而立式或卧式高压蒸汽灭菌器则多为全自动或半自动型，可根据需要调整灭菌温度与时间，适用于大批量物品的灭菌。

高压蒸汽灭菌器操作注意事项如下：①使用高压蒸汽灭菌器时操作者应严格遵守设备操作规程，做好设备运行前的安全检查。②设备开启之前应进行灭菌前的性能测试，按照设备使用说明书的要求进行预热及测漏测试。③待灭菌的器械应清洗干净并彻底干燥，灭菌物品疏松排列在高压蒸汽灭菌器内，保证热蒸汽畅通。同类材质的器械、器具和物品可置于同一批次进行灭菌，不同材质的物品可分层放置，如纺织类物品应放置于上层，金属器械类放置于下层。④高压蒸汽灭菌器运行过程中，应严密观察每个关键参数（温度、时间、压力）是否符合要求。⑤高压蒸汽灭菌结束时，压力要降到"0"时，才能打开排气阀，开盖取物。⑥灭菌结束后的物品可通过物理监测和化学监测的结果判断灭菌效果。

（2）煮沸消毒法　简单、实用、经济、方便，是家庭常用的消毒方法，适用于金属、搪瓷、玻璃和餐饮具或其他耐湿、耐热物品的消毒。水在1个标准大气压下的沸点是100℃，通过煮沸5~10分钟可以杀灭细菌繁殖体，通过煮沸15分钟可以杀灭多数细菌芽孢，对于某些热抗力极强的细菌芽孢，煮沸时间需更长。

◎• 知识链接 ···

巴氏灭菌法

巴氏灭菌法，亦称低温消毒法、冷杀菌法，属于湿热消毒的一种方法，是一种利用较低的温度既可杀死病菌又能保持物品中营养物质风味不变的消毒法。其主要原理是在一定温度范围内，温度越低，细菌繁殖越慢；温度越高，繁殖越快，但温度太高，细菌就会死亡。不同的细菌有不同的最适生长温度和耐热、耐冷能力。巴氏灭菌法就是利用适当的温度和保温时间处理，将其全部杀灭。但经巴氏消毒后，仍保留了小部分无害或有益、较耐热的细菌或细菌芽孢。常用方法：经低温长时间（62~65℃，保持30分钟）；经高温短时间（72~76℃，保持15秒；或80~85℃，保持10~15秒）；超高温灭巴氏菌法（132℃，维持1~2秒）。

巴氏灭菌法广泛应用于乳制品、酒、啤酒、酱油、果汁等食品的消毒，在有效杀灭食品中微生物的同时，既延长了食品的保存期限，又保护食品的营养成分不被破坏。

巴氏灭菌法在医疗卫生领域也发挥着重要的作用，它常应用于医疗器械、输液等液体的灭菌处理，通过巴氏灭菌法可以杀灭病原微生物，进而避免各种交叉感染及疾病传播。

巴氏灭菌法因其低温、高效、安全的特点，在食品、工业、医疗卫生等领域广泛应用，在保障人民健康和安全方面做出了重要的贡献。

2. 干热灭菌技术　是利用高温使微生物或脱氧核糖核酸酶等生物高分子产生非特异性氧化而杀灭微生物的方法。

（1）焚烧与灼烧　是通过火焰进行灭菌的，又称火焰灭菌法。焚烧是一种彻底的灭菌方法，其作用范围：污染纸张、垃圾等废弃物及动物尸体等；灼烧一般用于可直接加热的仪器、器皿的灭菌，例如：接种环、手术刀、镊子等金属器械，以及试管、三角瓶、小烧杯等。

注意事项如下：①灼烧时要用酒精灯外焰加热；②灼烧接种环时，要不停捻动接种环的棒部，以便受热均匀，先烧环部，烧红、烧透，再烧柄部；③灼烧试管、三角瓶、小烧杯等玻璃器皿时，要用灼烧过的镊子夹住仪器口壁，然后使器皿口朝上倾斜45度，用酒精灯外焰从底部依次向上均匀加热（注意仪器内不能有水存留），最后烧灼管口、瓶口；④纸片等易燃物品用灼烧法灭菌时，用无菌镊子夹住纸片，迅速在酒精外焰移动，以杀死微生物（注意纸的两侧应均匀灼烤），切忌烤煳。

（2）干烤灭菌法　此法的根本在于利用热辐射及干热空气进行灭菌，适用于耐高温物品的灭菌，如玻璃、金属设备、器具，不需湿气穿透的油脂类，耐高温的粉末化学药品，但不适用于橡胶、塑料及大部分药品的灭菌。同时干热也可用于除热原。

按照热传递方式，可以将干热灭菌划分为对流传热、传导热、辐射热三种传热形式。按使用方式，可把干热灭菌设备分为批量式和连续式，前者如干热灭菌柜，可用于金属器具、设备部件的灭菌除热原；连续干热灭菌设备，如隧道式灭菌烘箱，可用于安瓿或西林瓶的灭菌。

某制药企业干热灭菌箱使用标准操作规程见附录12。

在相同的温度下，湿热灭菌比干热灭菌具有更强的穿透力，能更有效地杀灭微生物。水蒸气具有潜热，当蒸汽液化为水的时候可以放出大量的热量，因而可以迅速提高灭菌物品的温度，缩短灭菌的时间（表4-1）。

表4-1　干热和湿热空气穿透力的比较

加热方式	温度（℃）	加热时间（h）	透过布的层数及其温度（℃）		
			20层	40层	100层
干热	130～140	4	86	72	70以下
湿热	105	4	101	101	101

◎- **知识链接** --

GMP附录对辐射灭菌的规定

第七十三条　辐射灭菌应当符合以下要求：

（一）经证明对产品质量没有不利影响的，方可采用辐射灭菌。辐射灭菌应当符合《中华人民共和国药典》和注册批准的相关要求。

（二）辐射灭菌工艺应当经过验证。验证方案应当包括辐射剂量、辐射时间、包装材质、装载方式，并考察包装密度变化对灭菌效果的影响。

（三）辐射灭菌过程中，应当采用剂量指示剂测定辐射剂量。

（四）生物指示剂可作为一种附加的监控手段。

（五）应当有措施防止已辐射物品与未辐射物品的混淆。在每个包装上的均应有辐射后能产生颜色变化的辐射指示片。

（六）应当在规定的时间内达到总辐射剂量标准。

（七）辐射灭菌应当有记录。

----

3. **辐射灭菌法**　是利用γ射线、X射线和粒子辐射处理产品，杀灭其中微生物的灭菌方法。与传统的消毒灭菌方法相比，辐射灭菌有以下优点：在常温下处理，特别适用于不耐热物品的处理；不会产生放射性污染，灭菌后的产品无残留毒性；辐射穿透力强，可深入被灭菌物体内部，灭菌彻底，可对包装后的产品灭菌；对温度、压力无特殊要求，常温常压下即可进行；辐射灭菌工艺参数易于控制，易于进行参数放行，适于工业化大生产，节约能源。

（1）紫外线消毒　波长为200～300nm的紫外线有杀菌能力。256～266nm的紫外线杀菌力最强，紫外线杀菌作用主要是抑制微生物DNA正常复制。另外，它可使空气中氧形成臭氧（O_3），臭氧也会与生物体的活性成分发生氧化反应，导致它们失活。

紫外线消毒是一种常用的物理消毒方法，主要利用紫外线的辐射能量破坏微生物机体细胞中的DNA或RNA分子结构，从而达到杀灭微生物的目的。这种方法适用于空气、物体表面和水等的消毒。在医药行业，紫外线消毒常用于手术室、病房等场所的空气消毒，以及药品生产过程中的一些设备和器具的表面消毒。

紫外线消毒具有消毒速度快、效果好、无残留物等优点，但同时也存在一些局限性，如紫外线的穿透能力较弱，对于液体、固体等物体的内部消毒效果不佳。因此，在使用紫外线消毒时，需要根据具体情况选择合适的消毒方法和设备，并注意保证紫外线的照射剂量和时间，以确保消毒效果。

◎• **知识链接**

紫外线消毒灯使用注意事项

保持紫外线消毒灯的清洁至关重要，表面若积有尘土，将显著降低其灭菌效果。

鉴于紫外线直线传播的特性及其较弱的穿透力，它主要适用于无菌室、特定工作区域的空气消毒以及物体表面的灭菌。然而，它并不适合用于药液或固体物质深部的消毒。

新购置的紫外线消毒灯具有较强的杀菌能力，但随着使用时间的累积，建议适当延长灭菌时间。一旦使用时间超过100小时，建议更换新的消毒灯。

为了确保最佳的消毒效果，使用紫外线进行消毒时，室内温度应维持在20～40℃，相对湿度则应在40%～60%之间。若室内湿度增加，照射量亦应相应提高。

鉴于紫外线对人体可能产生的危害，及其照射空气所产生的臭氧对人体的刺激性，对无菌室及超净工作台进行紫外线消毒时，务必先停止照射，待臭氧消散后再进行实验操作。

紫外线的消毒效果因菌种而异，其灭菌效果与照射时间的长短有着直接的联系。

进行紫外线消毒时，照射的时间应根据空间大小进行相应调整，同时确保设备与消毒对象之间的距离适中，一般建议在30厘米至1米之间。

（2）微波消毒　微波是一种波长短、频率高、穿透性强的电磁波，可杀灭包括芽孢在内的所有微生物，一般使用频率为2450MHZ。因其加热快、均匀、设备简单，常用于消毒保鲜包装好的物品，如：牛奶、某些药品、面包等，也可用于对玻璃器械、敷料包的消毒，但是因其遇金属反射，所以不能用于金属器械的消毒。

◎• **知识链接**

微波消毒使用注意事项

1. 一定剂量的微波会对人体造成伤害，因而应尽量避免小剂量长期接触或大剂量照射。

2. 进行微波消毒盛放物品不能选用金属容器，盛放的物品高度不能超过柜室高度的2/3，宽度不超过转盘周边。

3. 微波消毒时发挥热效应需有一定的水分。

4. 水丸及盛装液体制剂的安瓿瓶用微波灭菌会破裂，不适宜用此法消毒。

5. 微波消毒的物品应较小或较薄。

（3）^{60}Co灭菌　目前的辐射灭菌多采用^{60}Co源放射出的γ射线，它具有能力高、穿透力强、无放射性污染和残留量、冷灭菌、适用范围广等特点。放射性同位素^{60}Co由高纯度的金属钴原子反应堆中辐射后获得。

^{60}Co照射灭菌，被灭菌的物质一般仅升温约5℃，因此又称"冷灭菌"。其灭菌的主要物品有医疗器械、医用塑料制品、外科敷料、污染物、生物组织、生物制品、抗生素、乳糖、动物饲料等。

^{60}Co的使用需要有专门的辐射源和相应的防护安全设备，要按有关规定建造使用基地并有专门技术人员操作。

◎━ 知识链接 ┈┈┈

^{60}Co灭菌使用注意事项

1. ^{60}Co对人体有损害，因而应采用机械传送的方式传送物品。

2. 辐射剂量影响灭菌效果，应确保使用的剂量能够有效杀灭微生物的同时还不会对物品造成过度损伤。

3. ^{60}Co灭菌应在有氧环境下进行。

┈┈┈

4. **机械除菌法**　工厂、科研单位常需要无菌的空间或大量液体，因此常将空气或液体中的微生物及杂质用薄膜滤器过滤而得到无菌的空气或液体。药品生产中采用的除菌过滤膜的孔径一般不超过0.22μm，此过滤除菌法常用于加热易被破坏，且不能用化学方法处理的液体或气体（如抗生素、维生素、血清、酶等以及含这类物质的培养基）的消毒。常用的过滤材料有玻璃棉、陶瓷、石棉等；目前常用直径为0.2~0.45的醋酸纤维滤膜。

细菌过滤器有很多种（图4-1），过滤少量液体常用一次性过滤器，除一次性过滤器外其他的过滤器使用方法几近相同。现以蔡氏过滤器为主介绍过滤器的使用方法。

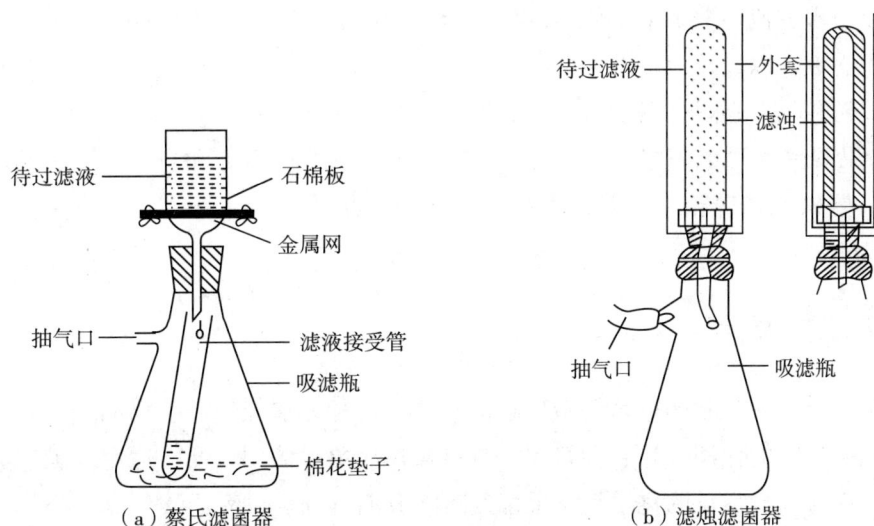

待过滤液　石棉板　金属网　抽气口　滤液接受管　吸滤瓶　棉花垫子

待过滤液　外套　滤浊　抽气口　吸滤瓶

（a）蔡氏滤菌器　　　　　（b）滤烛滤菌器

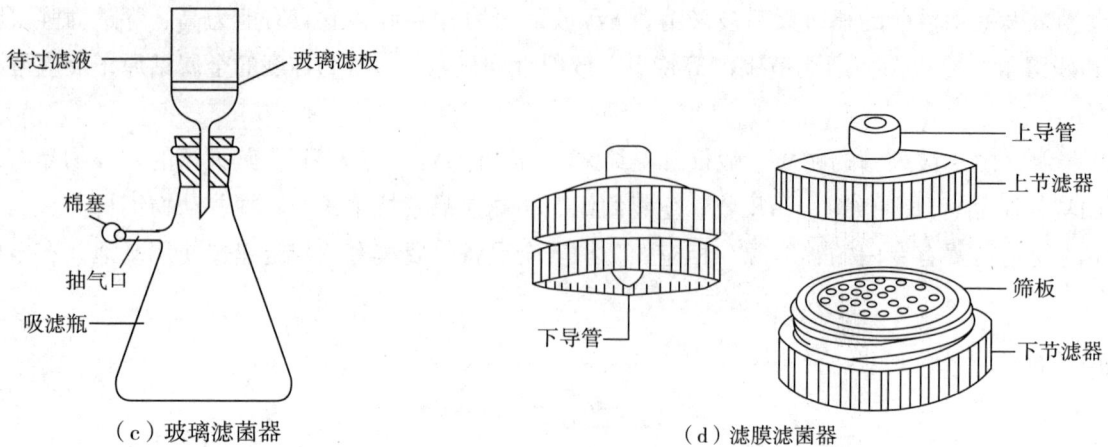

（c）玻璃滤菌器　　　　　　　（d）滤膜滤菌器

图4-1　各种细菌过滤器

（1）清洗过滤器与灭菌

1）拆洗过滤器：拆开过滤器，用水洗净各部件，洗好后用蒸馏水浸泡数小时。

2）组装：石棉滤扳装在有支持作用的金属网上，拧紧螺旋（但不宜太紧），然后插入瓶口有软木塞的抽滤瓶内（抽滤瓶底垫有棉花，放有一支收集滤液用的试管）。

3）包装与灭菌：抽滤瓶口上的部分全部用纱布包好，抽气瓶的抽气口内塞有棉花，然后各自用牛皮纸包好。最后用高压蒸汽灭菌法灭菌。

（2）自来水（或含菌水）的除菌

1）安装过滤器：在装有抽气装置的水龙头上，先接上一个安全瓶。解开抽气口的牛皮纸，让该处橡皮管与安全瓶相接。拆去抽气瓶口以上包裹蔡氏过滤器的牛皮纸和纱布，立即拧紧三只螺旋，使石棉板紧紧夹在上、下两节滤器之间。

2）过滤：向滤器筒内倒入样品。打开水龙头，抽滤。抽滤完毕，先使安全瓶与抽气瓶相脱离，然后再关水龙头，以防水倒流。取下抽气瓶口的软木塞，取出试管，通过无菌操作塞上无菌的棉塞防止空气中的微生物进入滤液，以保持滤液的无菌状态。

3）拆卸过滤装置：弃去石棉滤板，换上新的石棉滤板，组装，备用。

4）培养与结果观察：用无菌操作的方法分别取0.1ml滤过除菌水和自来水（或含菌水）接种于2支肉汤培养基中，置37℃培养箱中培养24小时后，观察结果（有菌生长，肉汤浑浊；无菌生长，肉汤澄清）。

三、化学消毒灭菌法

化学消毒灭菌法是利用化学药剂杀灭微生物的方法。这种方法能使微生物的蛋白凝固变性、酶蛋白失去活性或能抑制微生物的代谢、生长和繁殖。具有操作简单、使用方便、适用范围广等优点，因此在医药行业得到了广泛应用。常见的化学消毒灭菌剂有含氯消毒剂、过氧乙酸、戊二醛等。

需要注意的是，化学消毒灭菌剂的使用需要遵循一定的操作规程和安全要求，如正确配制消毒剂浓度、掌握好消毒时间和方法、避免与其他化学物品混合使用等。同时，化学消毒剂对人体和环境也有一定的危害和影响，因此在使用时需要注意保护好自己和他人的健康和安全。

（一）消毒剂的作用

消毒剂是指消毒时所用的化学试剂，消毒剂能使致病微生物数量在5～10分钟内下降99.999%，但它不能杀灭孢子和所有的病毒。

1. 消毒剂组分 目前的消毒剂集清洁和消毒作用于一体。常规的消毒剂包括的组分如下。

（1）杀菌剂和抑菌剂 用来杀死微生物或抑制其生长，从而降低微生物的数量。

（2）溶剂 用于稀释杀菌剂和抑菌剂（活性成分）到所需要的有效浓度。

（3）螯合剂 软化水并利于除垢。

（4）氧化剂 用于增强杀菌活力。

（5）表面活性剂 用于协助清洁，通过乳化和弥散去污。

（6）酸 用于水的软化。

（7）碱 用于去污、皂化。

2. 消毒剂的作用部位 一般来讲，消毒剂在很短的时间内能够产生明显的杀菌效果，是与其作用的微生物细胞的部位相关联的。次氯酸盐一般作用于微生物的细胞壁、核酸、含硫醇基团和含氨基基团等；而汞剂一般作用于微生物的细胞壁、含巯基的酶类、核糖体和含硫醇基团；六氯酚类消毒剂一般作用于细胞膜及膜上的酶、细胞质；过氧乙烯类消毒剂作用于三磷酸腺苷、含硫醇基团和含氨基基团等；氯己定一般作用于三磷酸腺苷、核糖体并会影响细胞渗透；戊二醛作用于含巯基的酶类、含硫醇基团和含氨基基团等。

（二）消毒剂的分类

1. 按消毒剂的作用水平分类

（1）高水平（高效）消毒剂 可杀灭一切微生物，包括细菌繁殖体、芽孢、真菌、亲水和亲脂病毒。如：戊二醛、过氧化氢、环氧乙烷等。

（2）中水平（中效）消毒剂 除芽孢外，可杀灭其他各种微生物。如：醇类消毒剂、酚类消毒剂、含碘消毒剂。

（3）低水平（低效）消毒剂 除芽孢、亲水病毒、结核分枝杆菌外，可杀灭其他类群的微生物。如：季铵盐类消毒剂、双胍类消毒剂等。

2. 按消毒剂的化学性质分类

（1）醛类 甲醛、戊二醛等。

（2）醇类 乙醇、异丙醇等。

（3）酚类 苯酚（石炭酸）、甲酚皂溶液（来苏水）等。

（4）含氯消毒剂 次氯酸钠、二氯异氰尿酸钠等。

（5）含碘消毒剂 碘附、碘酊等。

（6）氧化型消毒剂 臭氧、二氧化氯、过氧化氢、过氧乙酸等。

（7）杂环类消毒剂 环氧乙烷、环氧丙烷等。

（8）季铵盐类消毒剂 苯扎氯铵（苯扎氯胺）、苯扎溴铵（新苯扎氯铵）等。

（9）双胍类消毒剂 氯己定、聚六亚甲基胍等。

（10）其他消毒剂 高锰酸钾、三氯生、乳酸、强氧化高电位酸性水等。

（三）消毒剂的选择

消毒剂的种类很多，性质不一，应根据具体情况选择既安全又有效的消毒剂。消毒剂在适合的酸碱度范围内，合适的浓度下，随着温度的升高杀菌速度加快，使用消毒剂时还要考虑微生物的种类、数量及环境中有机物质的保护效应。

1. 选择消毒剂的原则

（1）在使用条件下高效、低毒、无腐蚀性，无特殊的嗅味和颜色，不对设备、物料、产品产生污染。

（2）在有效抗菌浓度时，易溶或混溶于水，与其他消毒剂无配伍禁忌。

（3）对大幅度温度变化显示长效稳定性，贮存过程中稳定。

（4）消毒剂品种应定期更换，防止产生耐药菌株。

（5）价格便宜。

2. 常用的消毒剂及用途

（1）手部消毒时用手消毒液。

（2）设备与药品直接接触的部位、操作台与药品直接接触的表面，与药品接触的生产用具、某些内包材的消毒用75%乙醇、3%双氧水溶液。

（3）室内地面、墙壁、天花板的消毒用0.1%苯扎溴铵溶液、75%乙醇。

（4）清洁工具的消毒用0.1%苯扎溴铵溶液、75%乙醇。

（5）在臭氧消毒无法使用的情况或区域，空气消毒用甲醛、乳酸熏蒸，二者混合使用或交替使用。甲醛用量为 $8 \sim 12ml/m^3$，乳酸用量为 $1.0 \sim 1.5ml/m^3$。表4-2为常用的消毒剂名称、浓度及用途。

表4-2　常用的消毒剂名称、浓度及用途

消毒剂名称	浓度	用途	使用注意事项
乙醇	70%～75%	皮肤消毒	
苯氧乙醇	2%水溶液	治疗铜绿假单胞菌感染的伤口及烧伤感染	
氯己定	0.2%～0.5% 0.05%	消毒器械 消毒皮肤、黏膜、冲洗伤口	常制成葡萄糖酸盐、盐酸盐、醋酸盐使用，在中性或弱碱性溶液中活性较高。对芽孢、结核分枝杆菌和病毒的消毒效果较差。0.5%氯己定与70%乙醇混合使用，杀菌效果更好。不能与肥皂、洗衣粉、其他阴离子物质、升汞合用
过氧乙酸	0.5% 0.2%～0.5%	皮肤消毒 塑料、织物、水果、蔬菜、鸡蛋、药材等的消毒	市售的20%过氧乙酸水溶液性质不稳定，易分解，可用冰箱保存，为强氧化剂，对皮肤、金属有较强腐蚀性，使用浓度不宜过高
碘伏	0.75%，10%，7.5%、5%，1%	广谱杀菌	作用较慢。持续效果约1小时，有机物存在时，消毒效果下降，对金属腐蚀性较小，但对银、铝、铜、碳、钢制品有一定影响，浓度过高，易使皮肤干燥
甲醛	3%～5% 4%甲醛加5%硼酸 8%水溶液与70%乙醇混合 30%～40%（福尔马林）	杀灭细菌菌体，芽孢、真菌和病毒 浸泡医疗器械12小时达到灭菌效果 浸泡器械或消毒排泄物，常用于保存动植物标本；用于气体熏蒸和液体消毒，可用于灭活制备菌苗和类毒素	甲醛易挥发，对眼睛、皮肤有刺激性，不宜作皮肤消毒用，不适宜用于存放药品、食品的地方消毒 室内消毒：室温20℃，湿度达到70%以上，用过量甲醛，紧闭门窗16小时甲醛和$KMnO_4$（$400ml/30g \cdot m^2$）产生大量甲醛气体，以给室内消毒
碘酒（碘酊）	2.5%	皮肤消毒。广谱杀菌，对分枝杆菌、真菌、病毒和一些芽孢有效	碘对皮肤有刺激性，易使皮肤、衣物着色，可用70%乙醇擦去。由于对碘过敏可引起发热和全身性皮疹反应。忌与升汞、红汞溶液混用

续表

消毒剂名称	浓度	用途	使用注意事项
戊二醛	2%水溶液	用于精密仪器及不耐热的物品消毒	用0.3%固体碳酸氢钠或枸橼酸调pH为7.8~8.5，杀灭芽孢作用最强；对皮肤、黏膜、眼有刺激，应避免与皮肤直接接触；浓的水溶液在4℃稳定，温度低于10℃消毒效果最低，pH 9以上发生聚合反应；使用10小时达灭菌效果，30分钟达到消毒效果，欲对肝炎病毒起到作用，需1小时
苯酚（石炭酸）	3%~5%水溶液	能杀灭细菌营养体，不能杀灭芽孢、真菌和病毒常用于浸泡玻片、器械和室内空间喷雾消毒	酸性条件下，活性最强。对金属有腐蚀作用，对皮肤组织有刺激作用，对人的神经细胞有毒性
	苯酚：乳酸1：1（V/V）	用于熏蒸无菌操作室	
甲酚皂（来苏儿）	2% 3% 5%	皮肤消毒 杀多数病菌繁殖体，对芽孢作用弱 消毒玻片、器械、衣物	不能消毒与食品、药品有关的容器、工具及生产场所；有毒性，消毒手后有麻木感
苯扎溴铵	0.05%~0.1%	对G⁺菌作用较强，0.1%的水溶液对皮肤、黏膜、创伤、器械、棉织物有清洗、消毒的双重作用	在中性或弱碱性溶液中效果佳；与肥皂、其他合成洗衣剂、有机物接触时，降低活性
乳酸	0.3~1mol/L	空气消毒	熏蒸房间作空气消毒时可与等量苯酚合用熏蒸，密闭12小时以上
高锰酸钾	1%水溶液	消毒皮肤、尿道、蔬菜、水果、碗筷等	用高锰酸钾消毒物品时，表面要清洁干净
过氧化氢	3%	消毒皮肤、创伤、溃疡、口腔黏膜、化脓性炎症，厌氧菌感染等	不稳定、易失效
含氯消毒剂（氯和次氯酸盐）	0.2~0.5mg/ml	消毒、清洗伤口、溃疡、坏疽和体腔等，对细菌、真菌、病毒均有作用	对分枝杆菌、芽孢需较高浓度，较长时间才有效；氯有刺激性和毒性；次氯酸盐对金属有腐蚀性；有机物可降低次氯酸盐的活性；pH<5或pH>9时抗菌效能降低
	10%~20%漂白粉	消毒无渗透设备的表面，如脸盆等	
甲紫	2%~4%	对G⁺菌，特别是对葡萄球菌作用强，常用于消毒伤口、烧伤、溃疡、真菌感染等	
环氧乙烷	1%~5%	对病毒、真菌、细菌及芽孢有较强杀灭作用，适用于以塑料、橡胶、纸板等包装的固体药品及纸张、木材、皮革、金属、塑料、化纤、橡胶等制品的灭菌	灭菌时，环氧乙烷应充满被消毒物品所在的真空容器或耐压容器中，连续作用4小时以上；环氧乙烷的沸点为10.8℃，易爆，使用时严禁接触明火；环氧乙烷对人体有毒，使用时防止直接接触；搬运环氧乙烷贮存罐时，应轻拿轻放，避免撞击；环氧乙烷滴在皮肤上，用水冲洗，浸入眼内，用硼酸水冲洗

（四）消毒剂的配制

采用的稀释法配制消毒剂所用公式如下：

$$CV=C_1V_1$$

式中，C为已知浓溶液的浓度；V为需用浓溶液的体积；C_1为欲配稀溶液的浓度；V_1为欲配稀溶液的体积。各种消毒剂配置见表4-3。

表4-3　消毒剂的配置

消毒剂名称	消毒剂配置方法
75%乙醇	取95%乙醇溶液3947ml加水至5000ml，搅拌均匀后，用酒精比重计测溶液酒精度，再用95%乙醇或纯化水补足使浓度达75%，置干燥容器内密闭保存。如需增加或减少配置量，则按比例增加或缩小
0.1%苯扎溴铵溶液	采购的苯扎溴铵溶液一般为1%，取1%苯扎溴铵溶液500ml加水至5000ml，搅拌均匀即为0.1%的溶液，置干燥容器内密闭保存。如需增加或减少配置量，则按比例增加或缩小
3%双氧水溶液	取30%双氧水溶液500ml加水至5000ml稀释成3%的溶液，置干燥容器内密闭保存
2%甲酚皂溶液	采购的甲酚皂液一般为50%，取50%甲酚皂液200ml加水至5000ml，搅拌均匀即为2%的甲酚皂溶液，置干燥容器内密闭保存。如需增加或减少配置量，则按比例增加或缩小
5%甲酚皂溶液	取50%用甲酚皂液500ml加水至5000ml稀释成5%的溶液，置干燥容器内密闭保存
硫酸–重铬酸钾溶液	取250g重铬酸钾加入1000ml的水中，加热充分溶解后，缓慢加入4000ml硫酸液
84消毒液	取采购的84消毒液100ml，加纯化水5000ml搅拌均匀，即成84消毒液，置干燥容器内密闭保存。如需增加或减少配置量，则按比例增加或缩小
手消毒液	氯己定溶于70%乙醇配成0.5%氯己定乙醇溶液，再加入溶液量2%甘油即成手消毒液，置干燥容器内密闭保存

消毒剂的配置需确保有效性、安全性和稳定性，在实际操作过程中操作者应根据消毒实际需求和使用场所配置合适的消毒剂，并需按照说明书或规范严格进行配比，消毒剂配置的注意事项如下。

（1）消毒剂的盛装容器壁上需贴标签注明消毒剂的名称、配制日期、有效期限、配制人等。

（2）配制消毒剂时必须二人复核操作。配制过程记录应标记在"清洁剂、消毒剂配制记录"中。

（3）配制消毒剂注意劳动保护，必须戴保护用品，避免烧伤。

（4）C级洁净区所用消毒剂的配制用水为注射用水，D级洁净区所用消毒剂的配制用水为纯化水。

（5）C级洁净区与D级洁净区盛装消毒剂的容器必须有明显的级别状态标识，禁止不同级别容器交叉使用。

（6）生产区域内消毒剂每月轮换使用。

（7）消毒剂由指定人员配制，各部门使用时直接领取，领取发放情况填写在"清洁剂、消毒剂领用发放记录"中。

（8）消毒剂在稀释配制和分装前，需检查母液的有效期，不得使用已超出有效期的消毒剂。

（9）消毒剂现用现配，并在指定地点配制消毒剂，避免造成污染。

任务二　清洁消毒技术

PPT

一、清洁与清洁剂

1. 清洁　是指将物体上细菌污染的数量，降低到公共卫生规定的安全水平以下的过程。常指清洁无生命的物体，主要指清洁操作，有时清洗和抗菌相结合。

清洁的目的就是要消除活性成分的交叉污染，消除异物（不洁性微粒），降低或消除微生物及热原对药品的污染。

清洁一般包括厂房清洁和设备清洁。厂房清洁范围包括洁净室的天花板、墙壁、地面及室内的管线等。常用的方法如下。

（1）湿拖　即用湿拖把拖地。

（2）擦洗法　即用擦洗机，利用其摩擦力进行擦洗。

（3）高压冲洗　此方法可减少用水量，且效果好于普通冲洗法。

（4）先用真空抽尘后湿拖　此法适用于粉末物料的区域，前提是其排气要装上过滤器。设备清洁方法分为三种类型：手工的、半自动的及全自动的。手工清洗又称拆机洗，如灌装机头、软管等拆洗，目前国内大部分生产设备都采用这种方法进行清洗。半自动清洗是指超声波清洗。大型固定设备（系统）需采用在线清洗（cleaning in place，CIP）。CIP指在一个规定时间内，将一定温度的清洁液和淋洗液以控制的流速通过待清洗的系统进行循环，以达到清洁的目的。CIP系统可达到均匀一致的清洁效果，并可再现。

2. **清洁剂**　是指用于移除设施和设备表面可能影响消毒剂效力的物质或潜在微生物残留物的介质。清洁剂应能有效溶解残留物，对设备、容器、物料及产品不发生化学反应，不污染；安全、无毒；无腐蚀性；本身易被清除。对于水溶性残留物，水是首选的清洁剂。另外，酒精也是可以选择的种类。应尽量选择组分简单、成分明确的清洁剂，不宜采用一般家用清洁剂。可以自行配制成分简单、效果确切的清洁剂，如一定浓度的酸、碱溶液等。

清洁剂包括洁厕精，洗衣粉、洗手液，洗洁精，1%氢氧化钠溶液。

（1）洁厕精　用于卫生间的清洁，使用前先倒出适量，用塑料刷反复刷洗，最后用自来水冲洗残留的洁厕精。

（2）洗衣粉　用于工作服、工作鞋及抹布的清洗。

（3）洗手液　使用前将洗手液倒入挤压式洗手器内，使用时用手轻轻挤压取出适量，两手相互摩擦，最后用饮用水或纯化水冲洗干净。

（4）洗洁精　用于车间计量器具、工具、仪器设备内外表面及门窗玻璃、墙面、地板等去油污，使用前倒出适量后用塑料刷刷洗或用抹布擦洗，最后用饮用水或纯化水冲洗干净。

（5）1%氢氧化钠溶液（1% NaOH）　取氢氧化钠50g，配制成5000ml的溶液即可。如需增加或减少配置量，则按比例增加或缩小。用于提取罐、配液罐内部等不易清洁部位的清洁。

二、消毒方法与周期

1. **三步消毒法**　制药企业为了维持一个有效的污染控制体系，需要遵循三步走的消毒方法，步骤如下。

（1）清洁　尽可能地去除污垢后，才能进行消毒，一是避免了消毒剂的失效，二是使消毒剂与微生物充分接触。在清洁的过程中，不仅要将清洁剂冲洗干净，避免残留物影响消毒剂的作用；而且要考虑到所用清洁剂与消毒剂的兼容性，避免两者之间发生反应。

（2）消毒　一个有效的消毒过程是指将消毒剂安全地布置于目标表面并保持一个特定的有效时间的过程。消毒通常采用两种方法。

1）拖洗法和擦拭法：适用于平整的、易于到达的表面。

2）喷洒或喷雾法：适用于高处、管道、复杂设备。

（3）清除残留　清除工作是保证消毒效果和避免再次污染的关键。为了确保消毒的有效性，要保证消毒液与表面有充分的接触时间，避免消毒至清除的时间过短。为了避免产生二次污染，要有措施保证彻底清除残留。

注意：在A/B级进行清洁消毒时，所使用的清洁消毒工具应该尽可能通过湿热灭菌的方式进行处理，所使用的清洁剂和消毒剂必须采用无菌过滤或者辐照灭菌的方式处理。

2.消毒周期 一定要和洁净区的级别相对应，必须满足GMP的最低要求。消毒剂应经常更换，一般来讲，需要交叉使用消毒剂（表4-4、表4-5）。每次清洁消毒完成后，应在相应日志或者记录上进行记录，注明日期、清洁消毒区域、所用消毒剂、消毒方法和操作人员姓名。

表4-4 非洁净区清洁消毒频次

清洁频率	清洁内容
每日	1.擦拭室内桌椅、柜、设备表面、墙外壁及地面
	2.擦去门窗、水池及其他设施上污迹
	3.清除垃圾
每周	1.擦洗门窗、水池及其他设施
	2.刷洗地面、废物贮器、地漏等处
每月	1.对墙面、顶棚、照明及其他附属装置除尘
	2.全面清洗工作场所设施

表4-5 洁净区清洁消毒频次

清洁内容	清洁频率	清洁剂消毒剂
灯具	每周1次	饮用水、纯化水；5%甲酚皂或5%苯酚
门、窗、墙、地面、天花板	门、窗、地面：1次/班；天花板1次/周	饮用水、纯化水；5%甲酚皂或5%苯酚
工作台、凳	每班生产结束清场时；停产时间超过72小时，重新开工前；发生意外污染，需要清洁时	饮用水、纯化水；5%甲酚皂或5%苯酚
不锈钢物料桶、瓢	使用完毕后；发生意外污染，需要清洁时	纯化水；75%乙醇或0.2%苯扎溴铵
定置架、容器架	每班生产结束清场时；停工时间超过72小时，重新开工前；发生意外污染，需要清洁时	纯化水；5%甲酚皂和5%苯酚
手推车	每班生产结束清场时；发生意外污染，需要清洁时	纯化水；5%甲酚皂或5%苯酚
电话	每天生产结束时；发生意外污染，需要清洁时	纯化水；75%乙醇或0.2%苯扎溴铵
工艺管道	每班生产结束清场时；停工时间超过72小时，重新开工前	饮用水；5%甲酚皂或5%苯酚
洁具架、废物桶	每天生产结束时	饮用水；5%甲酚皂或5%苯酚
地漏	每天1次，停产期间每周至少清洁消毒1次	饮用水；5%甲酚皂或5%苯酚

◎ 知识链接

医院消毒供应中心承担着医院各个科室所有重复使用物品、器具、诊疗器械的清洗、消毒、灭菌以及无菌物品供应等工作，是预防和控制医院内感染的重要科室。医院消毒供应中心对物品、器具、诊疗器械的常规处理应遵循先清洗后消毒的程序，并遵循标准预防的原则进行清洗、消毒、灭菌工作。清洗方法包括机械清洗和手工清洗，清洗步骤包括冲洗、洗涤、漂洗、终末漂洗等流程，清洗后的物品、器具、诊疗器械应进行消毒处理。

三、非洁净区消毒操作规程

1.着装及用具

（1）操作人员着装 按进入非洁净区着装要求进行着装。

（2）清洁用具

1）擦杆：用于擦拭天花板、墙面、窗户、地面。

2）抹布：卡在擦杆上，专用于天花板、墙面、窗户的清洁、消毒；或用于送风口、感烟器、灯具、设备、台面、门等房间内暴露物品的清洁、消毒；或卡在擦杆上，专用于地面的清洁、消毒。

3）水桶：取水、装配制好的消毒剂。

（3）防护用品

1）橡胶手套：消毒时需戴上橡胶手套。

2）防护眼镜：消毒时需戴上防护眼镜。

（4）化学用品

1）清洁剂。

2）消毒剂：使用量为每平方米 ≥ 20ml。

2. 清洁频次

（1）日常清洁　每日一次。

（2）日常消毒　每日一次。

（3）全面清洁、消毒

1）频率为每月一次的区域：门厅、办公室、楼梯间、电梯间。

2）频率为每半月一次的区域：鞋柜走道、走道、更衣间、洗手间、洗衣间、存衣间、检测间、暂存间、洁具间、化学试剂存放间、称量间、储存间、洗刷间、冻干机房、控制间、灯检间。

3. 清洁范围

（1）门厅

1）日常消毒：地面、门把手等。

2）全面清洁、消毒：天花板、玻璃墙面、窗户、灯具、门、门把手、地面等。

（2）办公室

1）日常清洁：办公桌、电脑、打印机、不锈钢凳、文件柜等。

2）全面清洁、消毒：天花板、玻璃墙面、灯具、办公桌、电脑、打印机、文件柜、不锈钢凳、玻璃门、门及门把手、地面等。

（3）楼梯间

1）日常清洁：楼梯扶手及玻璃挡板、地面、门、门把手等。

2）全面清洁、消毒：天花板、楼梯扶手及玻璃挡板、门、门把手、地面等。

（4）电梯间

1）日常消毒：电梯外的地面、电梯内部及门把手等。

2）全面清洁、消毒：天花板、灯具、窗户、消火栓、门、门把手、电梯门、电梯内部、电梯外的地面等。

（5）鞋柜走道

1）日常消毒：鞋柜外表面、门把手、地面等。

2）全面清洁、消毒：天花板、感烟器、送风口、灯具、墙面、鞋柜外表面、鞋柜每格内表面、门、门把手、地面等。

（6）走道

1）日常消毒：门把手、地面等。

2）全面清洁、消毒：天花板、感烟器、送风口、墙面、灯具、消火栓、门、门把手、地面等。

（7）更衣间

1）日常消毒：衣柜外表面、衣柜每格里面、储物架、消火栓外表面、不锈钢凳、门把手、地面等。

2）全面清洁、消毒：天花板、感烟器、送风口、墙面、灯具、消火栓外表面、消火栓内部、衣柜外表面、衣柜每格里面、储物架、不锈钢凳、门、门把手、地面等。

（8）洗手间

1）日常消毒：地面、门把手等。

2）全面清洁、消毒：天花板、送风口、感烟器、墙、灯具、烘手器、水槽、门、门把手、地面、地漏等。

（9）洗衣间

1）日常消毒：工作台、不锈钢凳、地面及门把手等。

2）全面清洁、消毒：天花板、感烟器、送风口、墙面、窗户、灯具、工作台、不锈钢凳、水槽、门、门把手、地面、地漏等。

（10）存衣间

1）日常消毒：储物架、不锈钢凳、门把手、地面等。

2）全面清洁、消毒：天花板、感烟器、送风口、墙面、窗户、灯具、储物架、不锈钢凳、门、门把手、地面等。

（11）检测间

1）日常消毒：工作台、不锈钢凳、门把手、地面等。

2）全面清洁、消毒：天花板、感烟器、送风口、墙面、窗户、灯具、工作台、不锈钢凳、门、门把手、地面等。

（12）暂存间

1）日常消毒：储物架、工作台、不锈钢凳、门把手、地面等。

2）全面清洁、消毒：天花板、感烟器、送风口、墙面、窗户、灯具、储物架、工作台、不锈钢凳、门、门把手、地面等。

（13）洁具间

1）日常清洁：水槽、地漏等。

2）日常消毒：储物架、地面、门把手等。

3）全面清洁、消毒：天花板、感烟器、送风口、墙面、灯具、储物架、水槽、门、门把手、地面、地漏等。

（14）化学试剂存放间

1）日常消毒：储物架、地面、门把手等。

2）全面清洁、消毒：天花板、感烟器、送风口、墙面、灯具、储物架、门、门把手、地面等。

（15）称量间

1）日常消毒：层流罩、工作台、地面、门把手等。

2）全面清洁、消毒：天花板、感烟器、送风口、墙面、灯具、层流罩、工作台、门、门把手、地面等。

（16）储存间

1）日常消毒：工作台、储物架、不锈钢凳、门把手、地面等。

2）全面清洁、消毒：天花板、感烟器、送风口、墙面、灯具、工作台、储物架、不锈钢凳、门、门把手、地面等。

（17）洗刷间

1）日常消毒：工作台、不锈钢凳、储物架、门把手、地面等。

2）全面清洁、消毒：天花板、感烟器、送风口、墙面、窗户、灯具、工作台、不锈钢凳、储物架、水槽、地漏、门、门把手、地面等。

（18）冻干机房

1）日常消毒：门把手、地面等。

2）全面清洁、消毒：天花板、感烟器、送风口、墙面、灯具、门、门把手、地面、地漏等。

（19）控制间

1）日常清洁：办公桌、电脑、不锈钢凳等。

2）日常消毒：门把手、地面等。

3）全面清洁、消毒：天花板、感烟器、送风口、墙面、灯具、办公桌、电脑、不锈钢凳、门、门把手、地面等。

（20）灯检间

1）日常消毒：工作台、不锈钢凳、门把手、地面等。

2）全面清洁、消毒：天花板、感烟器、送风口、墙面、灯具、工作台、不锈钢凳、门、门把手、地面等。

4. 清洁程序

（1）操作人员到洁具间领取干净的擦杆、水桶、毛刷、清洁剂。

（2）一人站在登高工具上，一人扶住工具，确保操作人员安全后，用毛刷来回打扫天花板，清理蜘蛛网、灰尘等，打扫后的天花板应干净无污物。

（3）到存衣间领取抹布，在洗刷间取纯化水，连同清洁用具一并推至需要清洁的区域内。

（4）将专用抹布放入桶内浸湿后，保持适当湿润度，背面向上平铺于地面，然后将擦杆板放在抹布上向下一卡，将抹布两边卡入地拖板卡住，用它按照从内到外、从左到右的顺序拖擦天花板、墙面，清洁后，不能出现明显的水珠。观察是否存在污渍，如果有，将适量清洁剂倒在另一块抹布上，来回擦拭出现污渍的地方，直至干净，擦拭后应无任何明显的污渍。

（5）将专用抹布放入桶内浸湿后，保持适当湿润度，并按照从上到下、从左到右、从内到外的顺序无遗漏擦拭送风口、感烟器、灯具、玻璃墙面、灯具、办公桌、培训桌、电脑、复印机、打印机、烘手器、水槽、文件柜、储物架、工作台、不锈钢凳、楼梯扶手及玻璃挡板、隔栏及玻璃挡板、窗户、消火栓外表面、消火栓内部、层流罩外表面、衣柜外表面、衣柜每格里面、鞋柜外表面、鞋柜每隔里面、电梯内部、玻璃墙面、玻璃门、电梯门、门及门把手等，清洁后，不能出现明显的水珠。观察是否存在污渍，如果有，将适量清洁剂倒在另一块抹布上，来回擦拭出现污渍的地方，直至干净，擦拭后应无任何明显的污渍。

（6）将抹布在洗衣间的水池冲洗干净，在洗衣机内进行清洗、烘干。

（7）每次清洁后及时填写《清洁、消毒记录》。

5. 消毒程序

（1）操作人员到洁具间领取干净的擦杆、水桶，在洗刷间取纯化水，用水桶内配制消毒剂。

（2）到存衣间领取抹布。

（3）用不锈钢推车一并推至需要消毒的区域。

（4）戴上橡胶手套和佩戴护目镜。

（5）将专用抹布放入桶内浸湿后，保持适当湿润度，背面向上平铺于地面，然后将擦杆板放在抹布上向下一卡，将抹布两边卡入地拖板卡住，用它按照从内到外、从左到右的顺序拖擦天花板、墙面、窗户，消毒后，不能出现明显的水珠。

（6）将专用抹布放入桶内浸湿后，保持适当湿润度，并按照从上到下、从左到右、从内到外的顺序无遗漏擦拭送风口、感烟器、灯具、玻璃墙面、灯具、办公桌、培训桌、电脑、复印机、打印机、烘手器、水槽、文件柜、储物架、工作台、不锈钢凳、楼梯扶手及玻璃挡板、隔栏及玻璃挡板、窗户、消火栓外表面、消火栓内部、层流罩外表面、衣柜外表面、衣柜每格里面、鞋柜外表面、鞋柜每隔里面、电梯内部、玻璃墙面、玻璃门、电梯门、门及门把手等，消毒后，不能出现明显的水珠。

（7）将3000~5000ml消毒剂倒入地漏进行消毒。

（8）将专用抹布放入桶中，保持适当湿润度，背面向上平铺于地面，然后将擦杆板放入抹布上向下一卡，将抹布两边卡入地拖板卡住，用它按照从内到外、从左到右的顺序拖擦地面。如地面有渣滓，应拖扫至门口用方巾卷起丢弃至杂物桶。拖地后，地面不能出现明显的水珠。

（9）将抹布在洗衣间的水池冲洗干净，在洗衣机内进行清洗、烘干。

（10）每次消毒后及时填写清洁、消毒记录。

（11）清洁、消毒后将清洁用具、清洁剂移交至洁具间。

四、洁净区消毒操作规程

1. 着装及用具

（1）操作人员　按进入洁净区着装要求进行着装。

（2）清洁用具

1）擦杆：用于擦拭天花板、墙面、窗户、地面。

2）抹布：卡在擦杆上，专用于天花板、墙面、窗户的清洁、消毒；或用于送风口、感烟器、灯具、设备、台面、门等房间内暴露物品的清洁、消毒；或卡在擦杆上，专用于地面的清洁、消毒。

3）水桶：取水、装配制好的消毒剂。

（3）防护用品

1）橡胶手套：消毒时需戴上橡胶手套。

2）防护眼镜：消毒时需戴上防护眼镜。

（4）化学用品　清洁剂和消毒剂。

2. 清洁频次

（1）每班进行一次清洁，更换品种或规格时进行一次大清洁。

（2）同品种规格生产周期超过1周时，安排在周末进行一次大清洁。

（3）清洁剂要交换使用，每种清洁剂使用1个月要更换另一种。

3. 清洁程序

（1）临近正常清洁周期，提前在清洁室配制好所用清洁液。

（2）由洁具存放间取出丝光毛巾、塑料笤帚、簸箕、一次性废弃物袋、塑料容器等清洁用具。

（3）操作室内先完成工序清场操作，将待清洁区域内废弃物清理到塑料簸箕中，倒入废弃物袋中。

（4）将丝光毛巾在清洁液中荡洗3遍，提起，折叠拧至半干，然后将半干丝光毛巾平整开，沿中线折叠2次，使其成为4层，将折叠好的丝光毛巾平展在手掌中（下同）。

（5）在相应清洁区域内，对照相应的清洁内容和方法要求进行环境清洁操作。

（6）各清洁区域的总体清洁顺序为由上到下，由里到外，避免重复污染。

（7）日常清洁的有效期为24小时，每周的大清洁有效期为7天；间断性生产开始前或更换品种生产前，必须按每周大清洁的要求进行彻底清场清洁，按《清场清洁检查SOP》检查合格后方可开始生产。

4. 清洁范围与周期　见表4-6。

表4-6　清洁范围与周期

区域	周期	
	每班	每周
配制间	1.清除并清洗废弃物贮器 2.擦拭门窗、地面、地漏室内桌椅柜、用具及设备外壁 3.擦去管道及其他设施上的污迹 4.擦去墙面污迹	全面擦拭工作场所、门窗玻璃、墙面、天花板、照明、风口、地漏、设备设施及其他附属装置
物料暂存室	1.清除并清洗废弃物贮器 2.擦拭门窗、地面、室内桌椅柜、用具及设备外壁 3.擦去墙面污迹	全面擦拭工作场所、墙面、天花板、照明、排风、传递窗、设备设施及其他附属装置
称量室	1.清除并清洗废弃物贮器 2.擦拭门窗、地面、室内桌椅柜及用具 3.擦去墙面污迹	全面擦拭工作场所、门窗玻璃、墙面、天花板、照明、排风、传递窗、设备设施及其他附属装置
记录室	1.清除并清洗废弃物贮器 2.擦拭门窗、地面、室内桌椅柜及用具 3.擦去墙面污迹	全面擦拭工作场所、门窗玻璃、墙面、天花板、照明、排风、其他附属装置
灌封间	1.清除并清洗废弃物贮器 2.擦拭门窗、地面、地漏、室内桌椅柜、用具及设备外壁 3.擦去管道及其他设施上的污迹 4.擦去墙面污迹	全面擦拭工作场所、墙面、天花板、照明、风口、地漏、设备设施及其他附属装置
水储备室	1.清除并清洗废弃物贮器 2.擦拭门窗、地面、地漏用具及设备外壁 3.擦去管道及其他设施上的污迹 4.擦去墙面污迹	全面擦拭工作场所、门窗玻璃、墙面、天花板、照明、风口、地漏、设备设施及其他附属装置
安瓿灭菌间	1.清除并清洗废弃物贮器 2.擦拭门窗、地面、地漏、用具及设备外壁 3.擦去管道及其他设施上的污迹 4.擦去墙面污迹	全面擦拭工作场所、门窗玻璃、墙面、天花板、照明、风口、地漏、设备设施及其他附属装置
洁净走廊	1.清除废弃物 2.擦拭门窗、地面 3.擦去墙面污迹	全面擦拭门窗玻璃、墙面、天花板、照明、风口及其他附属装置
工具清洗室	1.清除废弃物 2.擦拭门窗、地面、地漏及用具外壁 3.擦去水池、管道及其他设施上的污迹 4.擦去墙面污迹	全面擦拭工作场所、门窗玻璃、墙面、天花板、照明、风口、水池地漏、设备设施及其他附属装置

区域	周期	
	每班	每周
洁具室	1.清除并清洗废弃物贮器 2.擦拭门窗、地面、地漏、用具及设备外壁 3.擦去水池、管道及其他设施上的污迹 4.擦去墙面污迹	全面擦拭门窗玻璃、墙面、天花板、照明、风口、水池地漏、设备设施及其他附属装置
手消毒室	1.清除废弃物 2.擦拭门窗、地面 3.擦去墙面污迹	全面擦拭门窗玻璃、墙面、天花板、照明、风口及其他附属装置
质检室	1.清除废弃物 2.擦拭门窗、地面、室内桌椅柜、用具及设施外壁 3.擦去墙面污迹	全面擦拭工作场所、门窗玻璃、墙面、天花板、照明、风口、设备设施及其他附属装置
更衣室	1.清除并清洗废弃物贮器 2.擦拭门窗外壁及地面 3.擦去墙面污迹	全面擦拭门窗玻璃、墙面、天花板、照明、排风及其他附属装置
缓冲间	1.清除废弃物 2.擦拭门窗外壁及地面 3.擦去墙面污迹	全面擦拭门窗玻璃、墙面、天花板、照明、排风、设备设施及其他附属装置

5. 清洁对象与方法　见表4-7。

表4-7　清洁对象与方法

清洁对象	清洁方法
天花板	1.将丝光毛巾在清洁液中荡洗3遍，提起，折叠拧至半干，再均匀缠绕在T形架上 2.用T形架按由里向外的顺序用均力擦拭天花板 3.每擦拭$2m^2$面积取下丝光毛巾清洁后，继续清洁，使清洁实际有效
灯具	1.灯具的擦拭必须在完全关闭电源且灯具降温后进行 2.将洁净半干丝光毛巾折成方块，由灯具内向外擦至洁净，再用干丝光毛巾重新擦拭至干 3.灯具清洁后要停10分钟后开启电源开关，使用正常
门窗、玻璃	1.将丝光毛巾在清洁液中荡洗3遍，提起，折叠拧至半干 2.将半干丝光毛巾平整开，沿中线折叠2次，使其成为4层，将折叠好的丝光毛巾平展在手掌中 3.按由上向下、由里向外的顺序对其内外壁进行清洁 4.视情况反折丝光毛巾，使清洁实际有效
墙壁	1.将丝光毛巾在清洁液中荡洗3遍，提起，折叠拧至半干 2.将半干丝光毛巾平整开，沿中线折叠2次，使其成为4层，将折叠好的丝光毛巾平展在手掌中 3.按由上向下、由里向外的顺序擦拭干净 4.视情况反折丝光毛巾，使清洁实际有效
通风橱及设备	1.将丝光毛巾在清洁液中荡洗3遍，提起，折叠拧至半干 2.将半干丝光毛巾平整开，沿中线折叠2次，使其成为4层，将折叠好的丝光毛巾平展在手掌中 3.按由上向下、由里向外的顺序内外壁进行清洁 4.视情况反折丝光毛巾，使清洁实际有效
台面桌椅	1.将丝光毛巾在清洁液中荡洗3遍，提起，折叠拧至半干 2.将半干丝光毛巾平整开，沿中线折叠2次，使其成为4层，将折叠好的丝光毛巾平展在手掌中 3.按由上向下、由里向外的顺序擦拭干净 4.视情况反折丝光毛巾，使清洁实际有效

清洁对象	清洁方法
传递窗	1.将丝光毛巾在清洁液中荡洗3遍，提起，折叠拧至半干 2.将半干丝光毛巾平整开，沿中线折叠2次，使其成为4层，将折叠好的丝光毛巾平展在手掌中 3.按由上向下、由里向外的顺序擦拭清除传递窗、各角落、紫外灯灰尘污迹，污垢堆积处用毛刷、清洁剂刷洗清除污垢 4.视情况反折丝光毛巾，使清洁实际有效
风口	1.将洁净丝光毛巾折成条状，以其边缘仔细地对出风口进行清洁 2.注意擦拭动作要协调，将风口外壁的污物完全清洁掉而又不会因为擦拭将一部分污物沿风口小孔带入风口内壁而造成污染
水池	1.拧开水龙头，将水池内的杂物冲净，如果有大的杂物，必须先用毛刷将杂物清理到废弃物袋中，然后用水冲净 2.用浸过清洁液的毛刷将水池内外壁污迹去掉 3.用水冲净水池内外及毛刷上的清洁液 4.用干丝光毛巾擦拭干净
地漏	1.取下地漏的不锈钢上盖、篦子，放入一容器内 2.清理地漏槽内的杂物，放入废弃物袋内 3.用纯化水冲洗2~3遍后，用毛刷蘸取清洁液刷洗至洁净。用纯化水冲洗至无泡沫产生 4.用毛刷蘸取消毒液刷洗内槽，再用水冲洗至洁净 5.分别用清洁剂和消毒剂清洗上盖和篦子，用水冲洗干净，再丝光毛巾擦拭至洁净 6.盖上篦子，用消毒液封篦子，盖上地漏的上盖
地面	1.用塑料笤帚以门为基准，缓缓从内向外清扫地面至洁净，将清扫物清理到废弃物袋中 2.用浸清洁剂的半干拖把以门为基准，沿由里向外的顺序对地面进行擦拭，每擦拭2m²面积，反折丝光毛巾用洁净面继续清洁 3.视情况对丝光毛巾重新用水涮干净，再浸清洁剂拧至半干继续清洁，使清洁实际有效，干净后退出洁净室关门
清洁工具	1.随清洁工作的进行将清洁工具及废弃物袋转移 2.将废弃物袋传递至废弃物暂存间，生产结束后集中处理 3.将清洁工具转移至洁具室内按《清洁工具管理SOP》的要求清洗后，定置存放

6.消毒方法与程序

（1）消毒频次　正常生产情况下每班进行一次消毒液擦拭消毒，并打开紫外灯消毒30分钟；间断性生产开始前，或激素类、抗肿瘤产品生产结束后，或每周末生产结束后，必须按每周大清洁的要求进行彻底清场清洁后进行消毒，并进行臭氧消毒60分钟。

（2）消毒液　要交换使用，每种消毒液使用1个月要更换另一种。防止微生物的耐药性。

（3）消毒操作程序

1）临近正常消毒周期，先进行环境大清洁，并提前在清洁室配制好所用消毒液。

2）由洁具存放间取出丝光毛巾等消毒用具。

3）将丝光毛巾在消毒液中荡洗3遍，提起，折叠拧至半干，然后将半干丝光毛巾平整开，沿中线折叠2次，使其成为4层，将折叠好的丝光毛巾平展在手掌中（下同）。

4）按每周大清洁顺序与方法，在相应清洁区域内进行环境消毒操作。全面擦拭工作场所、门窗玻璃、墙面、天花板、照明、排风、水池地漏、设备设施及其他附属装置。

5）各消毒区域的总体擦拭顺序为由上到下，由里到外，避免重复污染。

6）地漏消毒后，盖上篦子，用消毒液液封篦子，盖上地漏的上盖。

7）安装紫外灯的传递窗，打开紫外灯照射消毒30分钟。

7. 臭氧消毒

（1）消毒频次。正常情况下每周用臭氧消毒一次，激素类或抗肿瘤类产品生产结束后更换品种时用臭氧消毒一次。

（2）开机前应保持洁净室内相应密闭，预防臭氧泄漏，以确保臭氧在空间分布均匀和作用效率。

（3）接通臭氧发生器的电源并调整定时器60分钟，启动发生器电源，人员退出消毒区域。

（4）臭氧消毒结束后，再用新鲜空气置换约30分钟，并填写消毒记录（表4-8）。

表4-8　臭氧消毒灭菌记录

部门：　　　　　　　　　　　　　　　　　　　　　　　　编号：

日　期	灭菌范围	消毒灭菌时间				累计时间	操作人	备注
		自　时	分至	时	分			
		自　时	分至	时	分			
		自　时	分至	时	分			
		自　时	分至	时	分			
		自　时	分至	时	分			
		自　时	分至	时	分			
		自　时	分至	时	分			
		自　时	分至	时	分			
		自　时	分至	时	分			
		自　时	分至	时	分			
		自　时	分至	时	分			

8. 消毒注意事项

（1）激素类或抗肿瘤类药品生产结束后，先用专用丝光毛巾和洁具浸3%纯碱溶液全面擦拭工作区域后，再进行清洁消毒工作。

（2）消毒操作一定要在大清洁完成后进行。

（3）严格按消毒剂的更换要求进行消毒剂更换。

（4）进行臭氧消毒时，人员一定要离开消毒现场。

（5）认真做好消毒记录。

（6）消毒后臭氧发生器等消毒用具及时在清洁间进行清洁，定置存放。

（7）日常消毒的有效期为24小时，每周的大消毒有效期为7天；间断性生产开始前，或激素类产品生产结束后，或每周末生产结束后，必须按每周大清洁的要求进行彻底清场清洁并消毒，检查合格后方可开始生产。

（8）每月一次对空调系统和洁净区环境同时进行大消毒。

任务三　环境控制区的微生物学监测

PPT

　　GMP是国际通行的药品生产质量管理形式，是对药品生产全过程的全面质量管理和控制，是药品生产和质量管理的基本准则。GMP要求在药品生产中，从操作环境中去除微生物和尘粒，防止微生物和尘粒在调配、分装过程中进入最终成品。因此，生产环境等的微生物和尘粒数监测是确保产品控制微生物污染的重要环节。因而，中华人民共和国国家市场监督管理总局和中国国家标准化管理委员会发布了医药工业洁净室（区）悬浮粒子、浮游菌、沉降菌测试的国家标准GB/T 16292～16294—2010。

◉- **知识链接** ··

GMP附录对无菌药品的规定

第十一条　应当对微生物进行动态监测，评估无菌生产的微生物状况。监测方法有沉降菌法、定量空气浮游菌采样法和表面取样法（如棉签擦拭法和接触碟法）等。动态取样应当避免对洁净区造成不良影响。成品批记录的审核应当包括环境监测的结果。

对表面和操作人员的监测，应当在关键操作完成后进行。在正常的生产操作监测外，可在系统验证、清洁或消毒等操作完成后增加微生物监测。

一、药品生产中微生物的污染风险

低水平的致病微生物或者高水平的条件致病微生物以及有毒的微生物代谢产物，都可能引起药物的变质反应。这些变质反应包括细菌污染、药物物理、化学上的变化，以及疗效、热原质的变化。因而，控制药品生产中的微生物污染是一项药品生产贯穿始终的工作。

1. **药品生产中微生物污染的途径**

（1）自身污染　是指员工自身携带的微生物的污染。

（2）接触污染　是指与非无菌的器具、器械或人员接触而产生的微生物污染。

（3）空气污染　是指空气中所含微生物的沉降、附着和吸附而造成的污染。

（4）其他污染　是指由于其他因素，如昆虫等造成的微生物污染。

2. **药品生产中微生物的污染来源与控制**

（1）生产环境和生产设施和设备　药品生产的环境、设施和设备通常可能污染微生物的类型有分枝孢子霉菌和曲霉菌。这些微生物的来源有天花板、墙壁、地板、排水、门窗、设备和管道。一旦厂房设施有缺陷，比如不密封的天花板和窗户、没有气锁、超压系统等，那么可以预见，会有大量的微生物入侵。即使是墙壁或地板上最小的裂缝，也会给微生物滋生提供良好的机会。所以天花板上所用的涂料是决定消毒有效性的关键。另外，设施、设备的施工和维护以及洁净设计都是影响药品生产是否会受到微生物污染的关键因素。监测药品生产环境、设施和设备微生物的污染方法有接触皿法和清洁验证。而想要控制这些微生物污染，可以通过卫生设计、卫生材料的选择、有效的消毒和灭菌等手段加以控制。

（2）生产中涉及的原辅料　也是重要的微生物的污染来源。如果物料处理的效率过低、物料的储存条件不佳以及物料没有得到有效保护等，都会导致微生物污染。常见的污染原辅料微生物类型有动物源性致病菌和植物源性致病菌。动物源性致病菌如大肠埃希菌、沙门菌；植物源性致病菌如欧文菌、假单胞菌、乳酸菌、芽孢杆菌、链球菌、黑霉菌、镰刀霉菌、酵母菌等。一般来讲，原辅料中的这些微生物污染是与物料的处理程度以及物料操作时的不规范性有着直接的关系。通常，监测药品生产物料中的微生物污染所用的方法是微生物限度检查法。控制污染则要通过热处理、过滤灭菌、辐射灭菌、环氧乙烷灭菌以及规范的卫生操作等处理手段加以完成。

（3）水系统　其微生物污染主要来自放线菌属、真菌属以及微球菌属。原水、软化水、去离子水、蒸馏水以及反渗透水，都有可能是微生物污染的来源。一般来讲，水的处理和分配以及原水的质量，都会影响水系统的微生物污染程度。故而，在药品生产中，我们一般采用膜过滤法来进行水系统的微生物学检测。而且通常情况下，对付水系统的微生物污染要采用化学法、过滤法和光化学法等方法。

（4）空气、压缩空气　药品生产必然接触空气，这包括房间里的空气、层流空气、压缩空气。故而，对于药品的生产来讲，空气往往作为污染的主要来源。空气的微生物污染来源，有可能源自尘埃，有可能源自人的皮肤、体液，也有可能源自水滴。而且这些源头上附着的微粒的大小以及空气的湿度，都将影响微生物污染的程度。在空气中可能存在的微生物类型包括细菌、霉菌以及酵母菌。其中，细菌又分为产芽孢的细菌和不产芽孢的细菌。产芽孢的细菌来自杆菌属和梭菌属；不产芽孢的细菌来自葡萄球菌属和链球菌属。空气中的霉菌一般来自青霉属和曲霉属，而酵母菌一般都是红酵母菌属的菌种。监测空气微生物的方法主要有两种：浮游菌检测和沉降菌检测。这会在后文中介绍。而一般采用的控制空气中微生物污染的方式是过滤、层流技术、化学消毒和紫外线灭菌。

（5）人员　是药品生产中最大的微生物污染源。人员的数量和活动量将直接影响整个洁净区的环境质量。这不仅是由于人体内外（人的皮肤、头发、耳道分泌物等）都存在种类众多的微生物，而且人员本身存在操作不确定性。人身上有大量的需氧菌和厌氧菌，包括金黄色葡萄球菌、八叠球菌、类白喉菌以及亲脂的酵母菌、浮生细菌等。而人员接触药物的概率以及是否有效接受卫生学培训，直接影响微生物污染的程度。由于涉及几乎所有的生产步骤，人员的卫生是特别要强调的。其中既包括了洗涤、更衣、消毒等个人卫生措施，也包括了人员的无菌洁净意识。

二、环境微生物监测的方法

在对洁净区环境及其他环境控制区的空气悬浮粒子和微生物学质量进行监控时，有多种不同类型的监测方法及监测仪器可供选择使用。无论采取哪一种方法，所获得的测试结果都必须具有准确性和重现性，以保证被监测区域的环境状况确实处于受控状态。

洁净区的微生物监测包括空气微生物监测、表面微生物监测以及人员监测。

空气微生物监测：目的是确定浮游的生物微粒浓度和生物微粒沉降密度，以此来判断洁净区是否达到规定的洁净度。通常，空气的微生物测定有浮游菌和沉降菌两种方法。这两种方法可以并存，可以同时测试，也可任选。

表面微生物监测：表面微生物也是可能的污染源。在生产时，有的表面会直接接触产品，如设备表面，可能会直接污染药品，有的虽然不直接接触产品的表面（墙面、地板），但也可能通过空气污染产品。故而，表面微生物的监测不应局限于直接接触产品的设备表面，而应是所有表面。

人员监测：洁净区的人员监测也是非常重要的。洁净区人员的数量和活动量将直接影响整个洁净区环境质量。人身上的大量微生物的存在使得人成为洁净区环境的最大污染源，又由于人员几乎涉及所有的药品生产步骤，故而对人员的微生物监测是必不可少的。

（一）空气微生物监测

1. 洁净室（区）悬浮粒子的测试方法　悬浮粒子的测试依据是中华人民共和国国家标准《医药工业洁净室（区）悬浮粒子的测试方法》（GB/T 16292—2010），适用于医药工业洁净室（区）、无菌室或局部空气净化区域（包括洁净工作台）的空气悬浮粒子测试和环境验证。

（1）测试原理　本方法采用计数浓度法进行测试，即通过测试洁净环境内单位体积空气中含大于或等于某粒径的悬浮粒子数，来评定洁净室（区）的悬浮粒子洁净度级别。

（2）测试步骤

1）采样要求

采样点数目及其布置：在空态或静态测试时，悬浮粒子采样点数目及其布置应力求均匀，避免采样点在局部区域过于稀疏，并不得少于最少采样点数目。

最少采样点数目：悬浮粒子测试最少采样点数目可在两种方法中任选一种。方法一：$N_L=\sqrt{A}$：其中，中 N_L 为最少采样点；A 为洁净室或被控洁净区的面积，单位平方米（m^2）；方法二：最少采样点数目见表4-9。

表4-9 最少采样点数目

面积 S（m^2）	洁净度级别			
	A	B	C	D
$S<10$	2~3	2	2	2
$10\leqslant S<20$	4	2	2	2
$20\leqslant S<40$	8	2	2	2
$40\leqslant S<100$	16	4	2	2
$100\leqslant S<200$	40	10	3	3
$200\leqslant S<400$	80	20	6	6
$400\leqslant S<1000$	160	40	13	13
$1000\leqslant S<2000$	400	100	32	32
$S\geqslant 2000$	800	200	63	63

采样点的布置：采样点一般在离地面0.8m高度的水平面上均匀布置。采样点多于5点时，也可以在离地面0.8~1.5m高度的区域内分层布置，但每层不少于5点。采样点的布置还可根据需要在生产及工艺关键操作区增加采样点。

采样次数的限定：对任何小洁净室（区）或局部空气净化区域，采样点的数目不得少于2个，总采样次数不得少于5次。

采样量的要求：不同洁净度级别，每次最小的采样量见表4-10。

表4-10 不同洁净度级别每次最小的采样量

洁净度级别	采样量 L（次）	
	$\geqslant 0.5\mu m$	$\geqslant 5\mu m$
100级	5.66	8.5
10000级	2.83	8.5
100000级	2.83	8.5
300000级	2.83	8.5

2）结果计算。

3）结果评定。

2. 洁净室（区）沉降菌的测试方法 沉降菌的测试依据是中华人民共和国国家标准《医药工业洁净室（区）沉降菌的测试方法》（GB/T 16294—2010），适用于医药工业洁净室（区）、无菌室或局部空气净化区域（包括洁净工作台）的沉降菌的测试和环境验证。

（1）测试原理 本方法采用沉降法进行测试，即通过自然沉降原理收集在空气中的生物粒子于培养基平皿，经若干时间，在适宜的条件下让其繁殖到可见的菌落进行计数，以平板培养基中的菌落数来测定洁净环境内的活微生物数，并以此来评定洁净室（区）的洁净度。

（2）测试步骤

1）测试前培养皿表面必须严格消毒。

2）将已制备好的培养皿按采样点布置图逐个放置，然后从里到外逐个打开培养皿盖，使培养基表面暴露在空气中。采样要求如下。

最少采样点数目：沉降菌测试最少采样点数目可参照悬浮粒子的测试。

采样点的位置：工作区采样点位置离地0.8～1.5m（略高于工作面）；可在关键设备或关键工序活动范围处增加测点。

最少培养皿数：在满足最少采样点数目的同时，还宜满足最少培养皿数，见表4-11。

表4-11 最少培养皿数

洁净度级别	最少培养皿数（ø90mm）
100级	14
10000级	2
100000级	2
300000级	2

采样次数：每个采样点一般采样一次。

3）静态测试时，培养皿暴露时间为30分钟以上；动态测试时，培养皿暴露时间为不大于4小时。

4）全部采样结束后，将培养皿倒置于恒温培养箱中培养。

5）采用大豆酪蛋白琼脂培养基（TSA）配制的培养皿经采样后，在30～35℃培养箱中培养，不少于2天；采用沙氏培养基（SDA）配制的培养基经采样后，在20～25℃培养箱中培养，不少于5天。

6）每批培养基应有对照试验，检验培养基本身是否污染。可每批选定3只培养皿作对照培养。

7）菌落计数：用肉眼对培养皿上所有的菌落直接计数，标记或在菌落计数器上点计，然后用5～10倍放大镜检查，有无遗漏。若平板上有2个或2个以上的菌落重叠，可分辨时仍以2个或2个以上菌落计数。

8）结果计算。

9）结果评定。

3.洁净室（区）浮游菌的测试方法　浮游菌的测试依据是《中华人民共和国国家标准 医药工业洁净室（区）浮游菌的测试方法》（GB/T 16293—2010）。

（1）测试原理　本方法是一种计数浓度法，即通过收集悬浮在空气中的生物性粒子于专门的培养基（选择能证实其能够支持微生物生长的培养基），经若干时间和适宜的生长条件让其繁殖到可见的菌落计数，以判定该洁净室的微生物浓度。

（2）测试步骤

1）测试前仪器、培养皿表面必须严格消毒。

2）采样

最少采样点数目：浮游菌测试最少采样点数目可参照悬浮粒子的测试。

最小采样量：浮游菌每次最小采样量见表4-12。

表4-12 最小采样量

洁净度级别	采样量L（次）
100级	1000
10000级	500
100000级	100
300000级	100

采样次数：每个采样点一般采样1次。

3）全部采样结束后，将培养皿倒置于恒温培养箱中培养。采用大豆酪蛋白琼脂培养基配制的培养皿经采样后，在30～35℃培养箱中培养，不得少于2天；采用沙氏培养基配制的培养皿经采样后，在20～25℃培养箱中培养，不少于5天。

4）菌落计数：用肉眼对培养皿上所有的菌落直接计数、标记或在菌落计数器上点计，然后用5～10倍放大镜检查，有无遗漏。若平板上有2个或2个以上的菌落重叠，可分辨时仍以2个或2个以上菌落计数。

5）结果计算。

6）结果评定。

（二）表面微生物监测

表面微生物监测是为了确定洁净区中物体（包括工作服）表面微生物污染的程度以及洁净区消毒的效果。通常采用直接接触法采样。表面监测是用来监测生产区域表面以及设备和与生产接触表面的微生物量。基本的检测方法有接触碟法、擦拭法以及表面冲洗法。每种提供的数据都可以用于产品质量的评价。表面微生物测试必须在动态下监测。

1. **接触碟法** 又叫作接触平皿法。其操作简单，且能提供定量结果，故被广泛应用。接触碟法适用于对平整的、有规则的表面进行取样监测。通常碟子为直径50～55mm，培养基充满碟子并形成圆顶，取样面积约为25cm²。具体操作如下。

（1）取样时，打开碟盖，无菌培养基表面与取样面直接接触。

（2）均匀按压接触碟底板，确保全部琼脂表面与取样点表面均匀充分接触，再盖上皿盖。

（3）将取样后并做好标记的接触碟置于培养箱中培养，读数，记录，报告。

（4）取样后，立即用蘸有70%乙醇的纱布擦拭被取样表面，以除去残留琼脂。

该法不适用于不规则表面，而且如果培养基比较湿，会造成微生物的混合和蔓延，菌落会连片生长，导致不易计数。

2. **擦拭法** 适用于对不规则表面，尤其是设备表面进行取样。拭子可以选择棉签，棉签的种类可以是棉质的，也可以是涤纶的。擦拭法与接触碟法一样均属于定量检测方法。具体操作如下。

（1）棉签头取样前，先在50ml无菌生理盐水或0.1%的蛋白胨溶液中浸湿。

（2）取样：握住棉签柄，以约30°角与取样表面接触，缓慢并充分擦拭，取样面积24～30cm²（可用特定的无菌模板确定擦拭面积）。

（3）将取样头折断放入上述溶液中，充分振荡。

（4）进行平皿涂布或者铺平板，培养，计数。

该法对操作者的取样技术和微生物学操作要求很高，而且对于结果的影响很大。

3. **表面冲洗法** 当需要确定设备内表面的生物载荷时，或者面积较大时，可以采用表面冲洗法进行表面微生物检测。该法使用无菌水来冲洗内表面，然后收集、膜过滤后，得到定量结果。但该法需要大量的人工操作，且取样的技术、取样的程序对结果的影响很大。

（1）取样 在药品生产中应根据生产环境对产品污染风险的高低，确定取样计划。没有一个单独的取样方案适用于所有的监测。取样应设在如果取样点受到污染，则产品很可能受到污染的那些位置。取样点应靠近产品但不要接触产品。

任何洁净区内的取样点应不少于2个。除受设备限制外，取样点应在整个洁净区均匀布置，避免取样点在局部区域过于稀疏。取样点一般布置在距离地面0.8～1.5m或操作平台的高度。应尽量避免在回风口附近取样（距离1m以上），且测试人员应站在取样口的下风侧，并尽量少走动。

在日常监控时，那些与产品相邻近的区域，以及可能与产品直接接触的空气和设备附近，均应考虑增加取样点和取样次数，人员活动频繁或人员较集中的区域也应被视为关键区，需加强监控。

表面微生物测试的取样点应考虑包含以下部位：每扇门、每个门把手、地板（至少两点）、墙壁、公用介质管路、生产设备的关键性部位等。

为避免干扰，适宜在生产活动结束后取样。

（2）微生物培养　微生物测试所用的培养基应选择在《中华人民共和国药典》规定的培养基进行。环境监测用培养基的类型和培养条件取决于所选用的检测方法，但必须具有广谱性。营养琼脂或大豆胰蛋白胨琼脂培养基属于全能型培养基，适用于多数环境微生物的分离生长。而玫瑰红钠琼脂和萨布罗培养基则适用于真菌的分离。制备好的无菌培养基平皿宜在2～8℃保存，一般以1周为宜。一般来说，微生物的培养只针对总菌落数，而有些时候则需要将总细菌数和总真菌数分开报告。

技能训练 4

洁净区空气沉降菌测试技术

一、操作目的

1. 验证洁净区的环境状况，评定洁净区的洁净度。

2. 掌握沉降菌测试方法。

二、操作原理

沉降菌的测试方法采用沉降法。本方法的原理是通过自然沉降原理收集在空气中的生物粒子于培养基平皿，经若干时间，在适宜的条件下让其繁殖到可见的菌落进行计数，以平板培养基中的菌落数来测定洁净环境内的活微生物数，并以此来评定洁净室（区）的洁净度。

三、所用器材及试剂

1. **器材**　菌落计数器（JLQ-ST或JLQ-S2）、酒精灯、恒温培养箱、无菌平皿（90mm×15mm）若干套、5～10倍放大镜。

2. **培养基**

（1）大豆酪蛋白琼脂培养基。

（2）沙氏琼脂培养基。

四、操作前准备

（1）培养基制备。按常规方法配制上述培养基，分装于三角瓶内。

（2）培养皿用报纸包好，6皿一包。

（3）将上述培养基与培养皿121℃灭菌15分钟，备用。

五、操作方法

（1）融化培养基。100℃水浴加热使培养基融化。

（2）倒平板。将已融化的培养基冷却至50℃左右（将三角瓶握于手心中能忍受为度），每个平板约倒20ml，每种培养基各倒6皿。

（3）检测。①对每种培养基的培养皿编号：0、1、2、3、4、5；②将这6皿培养皿置于同高度（约1m）的平台上，0号与3号置于室内中央，1、2、4、5号分别置于室内四周；③0号培养皿不打开皿盖，以作对照；其他培养皿从里到外，逐个打开皿盖，使培养基暴露于空气中。30分钟后盖上皿盖。取样点布置参考图4-2。

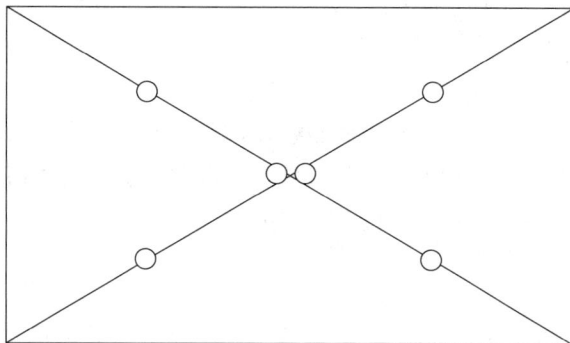

图4-2　环境区域内采样点布置参考示意图

（4）培养。将大豆酪蛋白琼脂培养基平板置于30～35℃培养箱中倒置培养不少于2天。将沙氏培养基平板置于20～25℃培养箱中倒置培养不少于5天。

（5）观察并记录结果。用肉眼对培养皿上所有的菌落直接计数，标记或在菌落计数器上点计，然后用5～10倍放大镜检查，有无遗漏。

（6）计算。计算出5个测点的沉降菌平均菌落数。

平均菌落数 =（1号培养皿菌落数 +2号培养皿菌落数 +…+5号培养皿菌落数）/5

0号培养基应为无菌生长，否则计数结果无效。

六、注意事项

（1）倒平皿时培养基的温度不能太高，否则培养皿盖上会有许多冷凝水，易造成污染。倒平皿时注意无菌操作。

（2）培养时培养皿要注意倒置培养。

（3）计算菌落时，菌落边缘互相重叠的部分要分开计算。

（4）由于细菌种类繁多、差别甚大，计数时一般采用透射光于培养皿背面或正面仔细观察，不要漏计培养皿边缘生长的菌落，并需注意细菌菌落与培养基沉淀物的区别，必要时用显微镜鉴别。

？ 想一想

1. 消毒与灭菌有何区别？列举两种常用的灭菌方法。

2. 洁净区消毒频次及消毒操作程序是什么？

3. 洁净室（区）沉降菌的测试原理是什么？洁净度10000级的最小培养皿数是多少？

书网融合……

本章小结

项目五　药品储存与运输的卫生要求

📖 **导言**

通过本项目的学习，了解药品从生产到消费领域的流通过程中经过多次停留而形成的运输的卫生要求，掌握药品储存的基本原则、各类药品的储存条件、药品运输过程中的卫生要求及冷链运输的相关知识，对于今后从事本行业内的各种工作有着非常重要的意义。

📖 **学习目标**

知识目标

1. **掌握**　药品储存的基本原则。
2. **熟悉**　各类药品的储存条件。
3. **了解**　冷链运输的相关知识。

技能目标

1. 熟知并恰当运用药品储存的标准。
2. 熟知药品储存与运输的卫生要求。

素质目标

通过GSP、GMP对药品储存与运输的学习，掌握药品从生产到流通领域的卫生要求，确保消费者用药安全。

任务一　药品储存的基本原则

PPT

一、药品储存的概念

药品是预防、治疗、诊断疾病的重要手段，药品质量的优劣，直接关系到患者的健康，其至生命安全。药品的稳定性不仅与其自身的性质有关，在很大程度上还受到许多外界因素的干扰，如温度、湿度、光线、空气中的氧气、二氧化碳、微生物、储存时间、包装容器等。这些因素往往会使药品发生分解、挥发、沉淀、潮解、酸败、生霉等变化，为了保证药品的质量，药品的正确储存就显得尤为重要。

药品储存是指药品从生产到消费领域的流通过程中，经过多次停留而形成的储备，是药品流通过程中必不可少的重要环节。

二、药品储存与养护的目的

1. 保证药品安全有效　"养护"是指药品在储存期间，所采取的必要的保养与维护的措施，以确保药品的安全有效。药品仓库的业务不单纯是进进出出、存存放放，必须重视保管养护，才能避免因养护不善而造成的各种损失。

2. 确保药品储存安全　系指在药品储存过程中，必须采取一定的养护技术，确保药品不发生质量变化，不发生燃烧、爆炸、倒塌、污损等现象。

3. 降低损耗　是指药品在储存过程中要切实防止霉烂、变质、虫蛀、鼠咬、泛油、挥发、风化、潮解等现象的发生，以减少商品损耗，节省保管费用。

4. 保证市场供应　药品储存一方面有利于购进业务，另一方面又有利于批发和零售，可使药品源源不断地购进、发出，持续不断地供应市场，满足人们医疗保健需要。

5. 促进流通顺畅、迅速　药品的生产与消费在时间上和地区上往往出现差异。进行必要的药品储存可以调节这种差异，灵活地调剂余缺，使药品的流通顺畅、迅速。

6. 促进医药商品生产标准化　医药商品入库、出库时的质量抽检和质量核对，可促进药品生产企业不断提高医药商品质量和改进医药商品包装，使医药商品生产水平不断提升。

7. 提高应急能力　药品的生产与消费在时间上存在着差异。国家实行药品储备制度，同时鼓励企业储存一定量的药品，以保障在疫病流行、自然灾害和战争等各种非常情况下，具备应急供应能力。

8. 消除地区差异　药品的生产与消费在地区之间存在着差异。进行药品储存，可将药品从产地运往销售地，进行地区间的调剂。

三、药品储存的基本原则

1. 储存条件的适宜性　必须保证药品入库时的储存条件是适宜的。为此，检查验收人员在对药品进行质量检验时，要重点查看药品说明书中"贮藏"一项的内容，认真核对其内外包装标示的该项内容是否一致；确认无误后，在验收入库通知单上明确填写储存条件或相应的库房号，以便保管员按要求入库存放。

对一些有特殊要求的药品，比如：有些药品要求在15~25℃贮藏，其温度要求与一般常温库和阴凉库的温度均不一致，有些药品在常温和阴凉条件下贮存的有效期不一致，对这些情况，检查验收人员必须与质管、养护、保管人员协商，找出最佳的温控条件和最适宜的储存地点，同时应兼顾企业的储存成本。保管员根据入库验收通知单上标明的储存条件或库号，与药品外包装的有关标识进行核对后，将药品放入相应的库中。

2. 检查储存条件，调控温湿度　在储存期间，保管员应经常检查储存条件的变化，并及时调控库房的温湿度。

在给调控设备设定控制条件时，应留有一定量的余地，保证储存条件不超过规定的上下限。比如：阴凉库的空调机可设在18℃时自动开机，这样库房的温度就不会超过20℃，从而既满足了储存条件，又最大限度地节约了能源。温湿度的检查调控必须及时，应在其接近上下限时立即采取措施，而不能在超出规定范围后再去调控，以免给药品质量造成不利影响。

养护人员在进行药品的养护检查时，也应特别关注药品储存条件的规定，将其与药品所在库房和现已达到的温湿度条件进行核对，发现问题应立即报质量管理部门调查处理。

对有特殊储存条件要求的药品，药品经营企业应尽量做到勤进快销，这样既可减少在库存放时间，又能保证药品质量的稳定和储存成本的降低。

四、药品储存条件的标准

1. 色标管理　为了有效控制药品储存质量，应对药品按其质量状态分区管理，为杜绝库存药品的存放差错，必须对在库药品实行色标管理。

药品质量状态的色标区分标准：合格药品——绿色；不合格药品——红色；质量状态不明确药品——黄色。

按照库房管理的实际需要，库房管理区域色标划分的统一标准：待验药品库（或区）、退货药品库（或区）为黄色；合格药品库（或区）、中药饮片零货称取库（或区）、待发药品库（或区）为绿色；不合格药品库（或区）为红色。三色标牌以底色为准，文字可以白色或黑色表示，防止出现色标混乱。

2. 搬运和堆垛要求　应严格遵守药品外包装图式标志的要求，规范操作。怕压药品应控制堆放高度防止造成包装箱挤压变形。药品应按品种、批号相对集中堆放，并分开堆码，不同品种或同品种不同批号药品不得混垛，防止发生错发混发事故。

3. 药品堆垛距离　药品货垛与仓间地面、墙壁、顶棚、散热器之间应有相应的间距或隔离措施，设置足够宽度的货物通道，防止库内设施对药品质量产生影响，保证仓储和养护管理工作的有效开展。药品垛堆的距离要求为：药品与墙、药品与屋顶（房梁）的间距不小于30cm，与库房散热器或供暖管道的间距不小于30cm，与地面的间距不小于10cm。另外，仓间主通道宽度应不少于200cm，辅通道宽度应不少于100cm。

4. 分类储存管理　企业应有适宜药品分类管理的仓库，按照药品的管理要求、用途、性状等进行分类储存。

（1）可储存于同一仓间，但应分开不同货位的药品　药品与食品及保健品类的非药品、内用药与外用药。

（2）应专库存放、不得与其他药品混存于同一仓间的药品　易串味的药品、中药材、中药饮片、特殊管理药品以及危险品等。

5. 温湿度条件　应按药品的温、湿度要求将其存放于相应的库中，药品经营企业各类药品储存库均应保持恒温。对每种药品，应根据药品标示的贮藏条件要求，分别储存于冷库（2～10℃）、阴凉库（20℃以下）或常温库（0～30℃）内，各库房的相对湿度均应保持在45%～75%之间。

所设的冷库、阴凉库及常温库所要求的温度范围，应以保证药品质量、符合药品规定的储存条件为原则，进行科学合理的设定，即所经营药品标明应存放于何种温湿度下，就应当设置相应温湿度范围的库房。如经营标识为15～25℃储存的药品，就应当设置15～25℃恒温库。

对于标识有两种以上不同温湿度储存条件的药品，一般应存放于相对低温的库中，如某一药品标识的储存条件为：20℃以下有效期3年，20～30℃有效期1年，则应将该药品存放于阴凉库中。

常见的药品储藏条件及相应温度要求如下。

（1）常温储藏（1～25℃）　大部分常见的药品，如感冒药、镇痛药等。

（2）冷藏储藏（2～8℃）　部分药物需要在低温下储存，如某些注射液、某些生物制剂（如疫苗）等。

（3）冷冻储藏（-80～-20℃）　某些特殊的药物需要在极低温度下储存，如血浆、生物制剂等。

（4）光照避光储存　一些药物对光照敏感，需要避光储存在阴暗的地方，如某些中药饮片、某些敏感性药物等。

（5）干燥储存　一些药物对潮湿敏感，需要在干燥的环境中储存，如某些含水制剂、某些化学药品等。

6. 中药材、中药饮片储存　应根据中药材、中药饮片的性质设置相应的储存仓库，合理控制温湿度条件。对于易虫蛀、霉变、泛油、变色的品种，应设置密封、干燥、凉爽、洁净的库房；对于经营量较小且易变色、挥发及融化的品种，应配备避光、避热的储存设备，如冰箱、冷柜。

对于毒麻中药应做到专人、专账、专库（或柜）、双锁保管。

针对不同的仓储条件，结合《药品经营质量管理规范》的各项要求，在日常工作当中，加大对药品储存及养护保管的重视，加强工作责任心，熟悉各种药品理化特性，采取科学、合理的方法进行药品的储存，是保证药品质量可控的必要措施，也是药品发挥治病救人本质属性所必需的前提条件。

任务二　各类药品储存条件

PPT

《药品经营质量管理规范》规定：企业要有适宜药品分类保管和符合药品储存要求的库房。其中，常温库温度为0～30℃，阴凉库温度不高于20℃，冷库温度为2～10℃；各库房相对湿度应保持在45%～75%之间。药品储存必须按照药品包装上标示的储藏条件存放到相应的常温库、阴凉库、冷藏库（柜）中，冷藏药品未按规定在冷库或冷柜储存的，一律按劣药论处。

一、药品储存环境要求

1. **药品储存温度**　根据药品的特性和要求，储存药品时应满足相应的储存条件，一般要求在2～8℃，不超过25℃等范围内，且温度应稳定，不超过要求上限。

2. **药品储存通风**　药品储存室应保持良好通风，同时需保持干燥、无日光直射等良好条件，尽量避免过高过低的温度和湿度。

3. **药品储存照明**　药品储存室内应保持充足的照明，以便药房工作人员进行药品的储存和管理工作。

思政案例

从一新闻报道中获知，外地某市的食品药品监督管理局在对一物流公司进行检查时，发现该物流公司门前有注射用头孢呋辛钠三箱，装卸工人正在往卡车上装货。执法人员在进行检查时发现：该药品包装箱上标示的贮存条件为遮光、密封，在阴凉（不超过20℃）干燥处保存。而该药品在物流公司门前没有任何遮光措施，当地当天的气温也在30℃以上。

经过调查询问，装卸工及物流公司负责人员只是把药品当一般货物，并不清楚药品的基本保存条件，也不知道这种行为是违反了《药品流通监督管理办法》第十九条的规定。执法人员依法对该药品进行了查封扣押，并抽样送上级药品检验部门对药品质量进行检验。

药品作为直接关系到人们生命健康的产品，其质量和安全性必须得到严格的保障。药品的储存条件对于保持其质量和有效性至关重要。在这个案例中，注射用头孢呋辛钠的储存条件明确要求在阴凉、干燥、遮光的地方保存，但物流公司并未按照这些条件进行储存，显然这增加了药品变质和失效的风险，可能威胁到患者的用药安全。

二、药品储存要求

GMP规定：企业要有适宜药品分类保管和符合药品储存要求的库房。根据《中华人民共和国药典》规定：阴凉库温度不高于20℃；凉暗处，指避免阳光直射，温度不超过20℃；冷处，指温度为

2～10℃；常温库温度为10～30℃。

避光，是指用不透光的容器包装，例如棕色容器或黑色包装材料包裹的无色透明、半透明容器，而不是指非阳光直射处。

各库房相对湿度应保持在45%～75%之间。药品储存必须按照药品包装上标示的储藏条件存放到相应的常温库、阴凉库、冷藏库（柜）中。冷藏药品未按规定在冷库或冷柜储存的，一律按劣药论处。

1. **低温、冷藏、防冻**　主要适用于生物制品、抗生素等药品的贮存。这些药品在高温下贮存很容易变质而失效，温度过低时又易引起冻结而失去活性，药效也会随之降低。因此，这些药品必须在适宜的温度下贮存，才能保证药品的安全有效。

例如：微生态制剂。微生态制剂也是生物制品，活菌制剂一般不耐热，温度越高，存活时间越短，在2～8℃相对稳定，否则会达不到治疗效果。从冰箱取出后应该尽快服用，宜用低于40℃温开水送服，拆封未用的应尽快放入冰箱冷藏室保存；需冷藏的抗菌药物应储存于冰箱2～8℃，如注射用头孢哌酮钠、注射用头孢硫脒、卡泊芬净、两性霉素B等。开封溶解及稀释的注射液，使用前可存放于室温。大部分抗菌药物类的混悬剂型，一旦加水后，其保存期限缩短，建议放于冰箱中冷藏并尽快服用；滴眼液、滴鼻液、滴耳液、洗剂和漱口液等外用药品通常需要低温保存，在夏季最好放在冰箱中冷藏，以获得较长的保存时间。另外，眼科用药重组牛碱性成纤维细胞生长因子、皮肤修复药物外用重组人表皮生长因子需要放在冰箱中冷藏。搽剂中通常含有挥发性的溶媒，如酒精等，使用后应拧紧瓶盖，放置于冰箱中冷藏。

2. **常温贮存**　药品的储存是有规定的，常温贮存所指的温度是指0～30℃，适用于任何未规定贮存温度的药品，这些药品以保存在20～25℃为宜。在夏天的时候天气比较炎热，常常会超过30℃，所以在夏天的时候，药品的保存尽量放在阴凉处会比较好。

3. **冷藏降温**　主要适用于胰岛素、疫苗、干扰素之类的生物制剂的贮存。这些药品适合在冷暗处储藏，一般可储藏在冷藏库或电冰箱中。贮存温度宜控制在2～10℃范围内。

4. **防冻**　药品一般要储存在0～30℃的环境中，方能保证其质量和疗效。一些生物制品，如胰岛素、疫苗，需要在2～10℃保存。而冬季气温低于0℃时，可能会让一些液体药物冰冻，因此要注意为药品防冻保暖。一般来说，很多药品都适宜放在冷暗处或阴凉处。有些液体药品在低温环境中贮存时很容易发生冻结而造成容器破裂，生物制品在低温条件下容易冻结而变质，造成药品无法再用。

三、物料存储要求

随着社会的不断发展，物料的种类和数量不断增加。物流存储管理成为管理工作中不可或缺的一部分。为了确保物料的质量和安全，各种物料在存储过程中必须遵守一定的管理规定。

（一）物料存储条件

物料存储条件是指在一定的环境条件下，使物料能够保持其原有的质量、物化性质和工艺特性的基本条件。

对于物料的储存，仓库要有标有仓库区域的平面示意图，说明贮存类别，物料应尽可能地选择分类分库存放，通常，物料仓库分为以下几类：①原料、辅料库，主要存放生产所需各类原料、辅料；②包材库，主要存放于生产所需各类包装材料；③成品库，主要存放车间产出的成品；④特殊药品库；⑤包材不合格药品库，存放不合格的包材；⑥成品不合格品库，存放不合格的成品；⑦原料、辅料不合格品库，存放不合格的原料、辅料；⑧成品退货品库。

仓库管理员合理安排仓库货位，按物料的品种、规格、批号分区码放。一个货位上，只能存放同一品种、同一规格、同一批号、同一状态的物料（除非使用永久的物料隔断将不同批号物料分开）。

物料要整齐、稳固地码放在托盘上，托盘必须保持清洁，底部要通风、防潮。合格、不合格、待检状态应分别用绿色标签、红色不合格标签、黄色待检标签。仓库内所有物料的账、卡，由相应仓库管理员保管，仓库管理员应及时填写相应的台账，确保账、卡、物一致。

物料存储条件的具体内容包括以下几个方面。

1. 温度　不同种类的物料对温度的要求不同，但是都对温度有一定的敏感度。一般来说，温度过高或过低都会对物料质量产生不同程度的影响。因此，在存储物料时应该根据不同物料的特性，为其设置适当的温度范围。

2. 湿度　物料在存储的过程中容易受到环境湿度的影响。如果环境湿度过大或过小，都会对物料的特性产生影响，甚至会导致物料的质量下降或损坏。因此，湿度是物料存储中必须控制的重要参数。

3. 光照　是一种常见的物料质量影响因素。一些物料在遇到强光照射的情况下，容易发生变质，甚至损坏。因此，在存储这些物料时应该尽量避免光照。

4. 通风　是物料存储的一个重要环节。适当的通风可以帮助物料散热、排出异味，避免潮气和霉菌滋生等问题的发生。因此，在存储物料时应该根据不同物料的特性设置适当的通风设施。

仓库内物料码放通常应符合如下规定：垛与墙之间不少于50cm；垛与柱之间不少于30cm；垛与地面之间不少于15cm；垛与垛之间不少于30cm；库内主要通道宽度不少于120cm；仓库内设备、设施与货物堆垛之间不少于50cm；消防通道不少于100cm；电器设施、架定线路及其他设施与贮存物料垂直且水平间距不少于50cm。仓库危险品库物料存放区均需安装防爆照明灯具。

仓库内货物码放、搬运要文明作业。

物料在贮存过程中发生泄漏时应及时处理，固体物料泄漏时使用吸尘器收集，液体物料泄漏时使用吸液垫吸取。收集后的废品放入废品专用袋中，贴上"废品/废料"标签，注明名称、重量、来源等，如果含有药物活性成分，那么在"废品/废料"标签右下角贴上"活性成分"标签，运送至废品、废料库。对于原辅料、包装材料、成品的贮存，应制定各自的物料贮存要求存放于特定的仓库。

（二）温湿度监控

每天至少一次进行温度、湿度监控和记录，记录应保存。温度、湿度传感器安装于仓库的关键区域。安装点确定应依据仓库温度的差异。监测设施应依据书面操作规程进行定期的校验和维修。

室温控制产品的储存条件假设为室温控制，在储存区域应确保有合适数量的温度和湿度记录仪。当出现温度或湿度超出限度时，需有合适的报告程序，确保立刻采取适当的措施。温湿度记录需进行定期的回顾。对于温湿度记录的库房人员需有合适的培训，并有体系进行维护追踪。

对于冷库储存，有温湿度储存条件要求的库房应当安装24小时连续监测的记录仪。产品假设要求进行冷库储存，那么需要建立适当的温湿度监控程序，以确保产品的储存条件。储存产品的低温设备应经确认，并有书面的管理程序。温湿度仪的安装和使用需同时定期记录空气和产品的温度。监测设施的数量和安装位置应依据各自企业的实际情况。温度的记录应至少一天记录1次。湿度的监控设施应依据产品是否为湿度敏感性物质。另外，若有可能应安装温湿度的报警装置，以防温度或湿度超出限度时，能及时地通知相关人员，采取适当措施，确保产品的储存条件。温度和湿度应依据书面程序定期回顾。

同时，温湿度的监控设施包括报警设施连同其他辅助设备，需定期校验并检查。对于冷冻设施需有定期的维修手册，如果有可能应包括紧急情况的处理方案。

（三）温湿度点确认

库房的不同方位，其温湿度存在着一定的差异。库房中应存在一定数量合适的温湿度记录仪，并存放于不同的位置。温湿度记录仪放置点，应经过确认。在确认温度过程中需考虑的因素，如空间的尺寸、温控设施的位置（空调等）、墙面是否朝阳、低的天花板或屋顶以及库房的地理位置等，应综合考虑产品所要求的储存条件，库房所处的客观的地理条件，考虑夏季、冬季等极端温湿度条件等因素，客观有效地进行库房温湿度点分布确认。

温湿度监测点应综合以上各种因素，做出不同的选择。以下是温湿度分布点确认过程中的具体步骤。

（1）明确本企业产品正确的储存条件，如有无特殊的储存条件、对温湿度的要求是什么。

（2）评估温湿度过高或过低对产品的影响，如泡腾片对湿度的控制要求很高，那么在监测点选择过程中，需密切关注湿度。

（3）考虑以上因素，如库房的空间位置、所处的地理条件等因素，以最恶劣的情况作为确认过程中的代表性点，评估库房的储存条件能否达到既定要求。

（四）特殊储存条件

物料分类（危险品，麻醉药品等）根据物料的分类特征和法规要求，以下物料应分类：高活性的物料、青霉素类、麻醉药品、毒性的、易爆化学品、含碘和放射性物质、有潜在危险的生物制剂，并有专门的仓库储存，储存区与周围环境区应隔离。依据危险品性质及万一发生泄漏和火灾的化学互克性，物料应分开储存。其他分类物料的储存遵循以上原则。

对于温度敏感性物料，在储存区应特别注意。温度敏感性物料是指物料储存应有明显的标识、标记，而对温度"没有限制"。温度敏感性物料应配备适当的技术装置，储存区应装备适当的温度偏差报警系统。需采取措施将温度偏差引起的不良影响降低至最小。

四、物料存储条件管理规定

为了保障不同种类物料的安全存储，我们需严格遵守常见物料存储条件管理规定。以下是常见的物料存储条件管理规定。

1. 操作规程　在存储物料时，应制定操作规程，规范员工的操作行为。操作规程包括物料存储地点、存储方式、存储时间和应急处理等方面的规定。同时，应对员工的操作进行培训，确保员工知晓存储规定，从而避免因人为操作失误导致物料质量损失。

2. 存储环境　为了保障物料的存储质量，应提供合适的存储环境。不同的物料有不同的存储环境要求。因此，在存储物料时，应根据物料的特性，提供合适的存储环境。同时，应定期检查存储环境，确保环境安全、卫生。

3. 物料标记　在存储物料时，应对物料进行标记。标记应清晰明确，包括物料的名称、生产日期、大致数量、存储位置、质量情况等。物料标记可以方便员工对物料进行管理和使用，同时也便于快速统计物料情况，为物料的管理和使用提供依据。

4. 存储记录　为了管理存储的物料，应做好存储记录工作。存储记录应包括物料的入库时间、存储位置、数量、质量情况、存储期限等。存储记录可以检查物料是否有损坏、失效等问题，同时根据记录情况可以对物料进行合理的调度和管理，避免过期物料损失或浪费。

任务三　药品运输过程中的卫生要求

一、药品运输过程中卫生要求的重要性

药品是防病、治病、保护人民健康的特殊商品，极具特殊性。药品质量直接关系到人民的身体健康甚至生命存亡，因此必须确保药品的安全、有效、均一、稳定。怎么才能确保药品的质量稳定呢？除了验收、合理储存与养护，如防蝇、防虫、防鼠、防霉、防潮等环节外，就是药品运输环节了，尤其是冷藏、冷冻药品的环境。药品运输是保证药品质量的重要环节，因此我们必须重视起来，严格按照新版GSP的要求对药品进行运输，确保药品的质量安全符合卫生的要求。

当前我国涉药运输存在的主要问题：我国药品运输环节的质量管理和安全管理，已经成为行业公认的"空白"环节。这种空白状态不仅仅造成药品自身的质量问题，也给假冒伪劣药品的流入提供了可乘之机，成为严重危害我国人民的生命安全的重大隐患。疫苗等各类冷藏药品的运输环节是影响药品质量的重要环节，并已成为这类药品质量监管最薄弱的环节；其中造成的问题直接危害我国人民的生命健康。药品质量和安全不仅仅是生产出来的，也是在全产业链过程中有效管理出来的。

◎　知识链接

GSP对药品运输的基本要求

第九十九条　冷藏、冷冻药品的装箱、装车等项作业，应当由专人负责并符合以下要求：

（一）车载冷藏箱或者保温箱在使用前应当达到相应的温度要求；

（二）应当在冷藏环境下完成冷藏、冷冻药品的装箱、封箱工作；

（三）装车前应当检查冷藏车辆的启动、运行状态，达到规定温度后方可装车；

（四）启运时应当做好运输记录，内容包括运输工具和启运时间等。

第一百条　企业应当按照质量管理制度的要求，严格执行运输操作规程，并采取有效措施保证运输过程中的药品质量与安全。

第一百零一条　运输药品，应当根据药品的包装、质量特性并针对车况、道路、天气等因素，选用适宜的运输工具，采取相应措施防止出现破损、污染等问题。

第一百零二条　发运药品时，应当检查运输工具，发现运输条件不符合规定的，不得发运。运输药品过程中，运载工具应当保持密闭。搬运、装卸药品应轻拿轻放，严格按照外包装图示标志要求堆放和采取保护措施。药品包装很多都是玻璃容器，易碎、怕撞击、重压，故装卸时必须轻拿轻放，防止重摔，液体药品不得倒置。

第一百零三条　企业应当严格按照外包装标示的要求搬运、装卸药品。

第一百零四条　企业应当根据药品的温度控制要求，在运输过程中采取必要的保温或者冷藏、冷冻措施。

运输过程中，药品不得直接接触冰袋、冰排等蓄冷剂，防止对药品质量造成影响。

第一百零五条　在冷藏、冷冻药品运输途中，应当实时监测并记录冷藏车、冷藏箱或者保温箱内的温度数据。

第一百零六条　企业应当制定冷藏、冷冻药品运输应急预案，对运输途中可能发生的设备故障、异

常天气影响、交通拥堵等突发事件，能够采取相应的应对措施。

第一百零七条 企业委托其他单位运输药品的，应当对承运方运输药品的质量保障能力进行审计，索取运输车辆的相关资料，符合本规范运输设施设备条件和要求的方可委托。

第一百零八条 企业委托运输药品应当与承运方签订运输协议，明确药品质量责任、遵守运输操作规程和在途时限等内容。

第一百零九条 企业委托运输药品应当有记录，实现运输过程的质量追溯。记录至少包括发货时间、发货地址、收货单位、收货地址、货单号、药品件数、运输方式、委托经办人、承运单位，采用车辆运输的还应当载明车牌号，并留存驾驶人员的驾驶证复印件。记录应当至少保存5年。

第一百一十条 已装车的药品应当及时发运并尽快送达。委托运输的，企业应当要求并监督承运方严格履行委托运输协议，防止因在途时间过长影响药品质量。

第一百一十一条 企业应当采取运输安全管理措施，防止在运输过程中发生药品盗抢、遗失、调换等事故。

二、一般药品运输员职责

一般药品运输员承担着本企业药品运输工作，防止对药品质量造成影响，应树立"质量第一"的意识，一般药品运输员具体的岗位职责如下。

（1）严格执行运输操作规程，并采取有效措施保证运输过程中的药品质量与安全。

（2）运输药品，应当根据药品的包装、质量特性，并针对车况、道路、天气等因素，选用适宜的运输工具，采取相应措施防止出现破损、污染等问题。

（3）发运药品时，应当检查运输工具，发现运输条件不符合规定的，不得发运。运输药品过程中，运载工具应当保持密闭。

（4）严格按照外包装标示的要求搬运、装卸药品。

（5）根据药品的温度控制要求，在运输过程中采取必要的保温或者冷藏、冷冻措施。运输过程中，药品不得直接接触冰袋、冰排等蓄冷剂，防止对药品质量造成影响。

（6）在冷藏、冷冻药品运输途中，应当实时监测并记录冷藏车、冷藏箱或者保温箱内的温度数据。

（7）已装车的药品应当及时发运并尽快送达，防止因在途时间过长影响药品质量。

（8）采取运输安全管理措施，防止在运输过程中发生药品盗抢、遗失、调换等事故。

三、麻精运输员职责

麻精运输员，即运输麻醉药品、精神药品的人员，这两类药品都属于特殊管理药品，为保证麻醉药品和精神药品的合法、安全、合理使用，根据国务院颁布的《麻醉药品和精神药品管理条例》和《处方管理办法》等有关法律法规，麻精运输员必须遵守其岗位职责。

（1）熟悉与麻醉药品、第一类精神药品安全管理相关的法律法规，并严格遵守相关的各项规章制度。

（2）定期参加麻醉药品、第一类精神药品的知识培训，熟练掌握麻醉药品和第一类精神药品的专业知识和技能。

（3）提货或交货时应凭发票认真逐项核对，检查数量到最小包装，双人收发并做详细记录，在销售单回执联上单位盖章签字，并立即带回交开票员。

（4）公路运输必须使用加锁封闭货车，实行双人押运，妥善保管好钥匙，途中不得随意停留，不准车辆离人，当日内运输到目的地，中途不停车过夜。

（5）途中发生问题，立即报告当地公安机关和药品监督管理部门。

四、药品运输操作规程

1. **出库发运**　发运时，运输员依据随货同行单，对运输的药品当面一一核实收货单位、药品件数等内容，确认清楚方可运输。

2. **装车前检查**　药品装车前，应对运输工具进行检查，不符合发运条件的，不得运输。

（1）药品装车时，运输员应按单逐一复核，做到单货相符。

（2）药品包装破损或被污染，不得装车。

（3）药品装车后，应堆码整齐、捆扎牢固，防止药品撞击、倾倒。

（4）药品装卸时，禁止在阳光下停留时间过长或下雨时无遮盖放置。

（5）搬运、装卸药品应轻拿轻放，严格按照外包装标志要求堆放，并采取防护措施，保证药品的安全，如发现药品包装破损、污染或影响运输安全时，不得发运。

（6）运输药品的车，不得装载对药品有损害的物品，不能将重物压在药品包装箱上。

（7）药品装车后，保管员应立即在计算机系统中维护运输记录，运输记录应包括以下内容：启运时间、要求收货时间、车牌号、驾驶员、驾驶证号、运输类别等信息。如是运输冷藏冷冻药品，则需要检查并记录启运时运输工具的温度记录。

（8）客户收货后，反馈收货的间、收到货的情况等内容，最终由保管员维护审核运输记录。

3. **药品运输**

（1）运输员必须谨慎驾驶，避免使药品损坏的不安全因素。

（2）发运药品时，应当检查运输工具，发现运输条件不符合规定的，不得发运。运输药品过程中，运载工具应当保持密闭。

（3）运输药品应针对运送药品的包装条件、质量特性及车况、运输道路状况、天气等因素，采取必要措施，防止药品破损、污染等问题。

（4）应当根据药品的温度控制要求，在运输过程中采取必要的保温或者冷藏、冷冻措施。运输过程中，药品不得直接接触冰袋、冰排等蓄冷剂，防止对药品质量造成影响。

（5）应采取运输安全管理措施，如采取封闭式运输工具，加锁、专人押运等，防止在运输过程中发生药品盗抢、遗失、调换等事故，在运输途中发生质量或数量问题由运输员负责。

（6）运输员负责运输药品送至收货单位。

（7）已装车的药品应当及时发运并尽快送达。

（8）特殊管理的药品和危险品的运输应严格按有关规定办理。

（9）对运送的药品安全负责，因人为原因造成的质量事故按公司有关规定处理。

4. **到货交接**

（1）货到后，司机与客户当面清点所交药品。

（2）交接时药品如有异样，司机应及时与仓库联系，查清事实，写清经过，双方签字作证。

5. 返回交接

（1）对客户拒收或当天未及时送到的药品，运输员必须在返回当天与出库复核员交接，必要时请验收员对退库药品进行质量验收，按《销售退回购进退出操作规程》执行。

（2）对业务部通知要求退货的药品，发运输员从客户处收到货后，应在当天返回后与保管员办理交接手续，按《销售退回购进退出操作规程》执行。

（3）运输员应把当天客户反馈的收货信息及时传达给保管员，以便保管员能及时维护运输记录，实际反映客户收货的日期。

6. 托运

（1）由公司委托物流单位托运的药品，应先与物流单位签订有关协议，明确药品质量责任，遵守运输操作规程和在途时限等内容，并保证运输时的药品质量，必要时，与保险公司签订保单。

（2）对发往外地的冷藏品，宜采用空运或快运的方式进行运输，尽量缩短药品运输时间。

（3）运输员与托运单位交接药品时，应手续完备、齐全。

（4）委托其他单位运输药品的，应当对承运方运输药品的质量保障能力进行审计，索取运输车辆的相关资料，符合GSP运输设施设备条件和要求的方可委托。

（5）委托运输药品应当有记录，实现运输过程的质量追溯。记录至少包括发货时间、发货地址、收货单位、收货地址、货单号、药品件数、运输方式、委托经办人、承运单位，采用车辆运输的还应当载明车牌号，并留存驾驶人员的驾驶证复印件。记录至少保存5年（图5-1）。

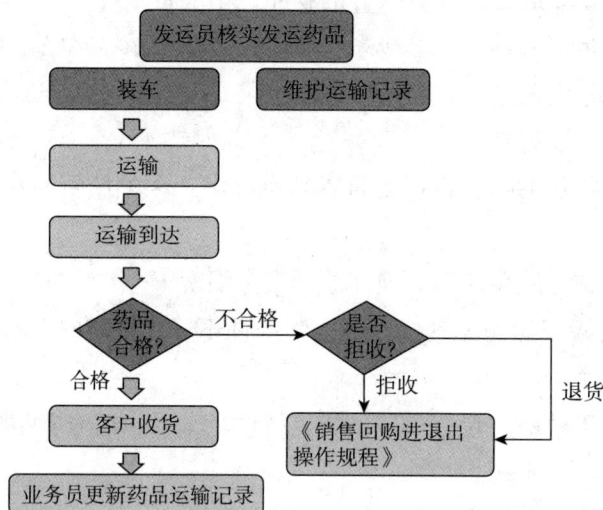

图5-1　药品运输业务流程

五、一般药品运输及配送

药品运输是指药品借助于运输载体（运输工具），实现药品从购销公司至本公司转移工作。确保及时、准确、安全、经济，从而有利于保证药品质量，有利于市场供应出发，采取综合对比方法对各条运输路线、各种运输工具、时间、环节、安全程度等进行分析比较，以从中找出最合适方案。

（一）药品的运输方式

运输方式主要包括航空运输、水路运输、公路运输、铁路运输和管道运输五种方式（表5-1）。运输方式的选择考虑运速、运量、运价、运输货物特点等因素。

表5-1 五种运输方式比较表

运输方式	速度	运量	运价	适合运输货物特点	优点	缺点
航空运输（飞机）	最快	少	最昂贵	贵重、急需、时间要求紧	速度快、包装简单	运费高、有重量限制
水路运输（轮船）	最慢	最多	最便宜	大宗货物、时间宽松	价格便宜	速度慢、受天气影响大
公路运输（汽车）	较慢	较少	较贵	灵活、量少、路程短	灵活、方便、可"门到门"	装载量小、不适合长途运输
铁路运输（火车）	较快	较多	较便宜	最大、时间较紧	安全、可靠	中转作业时间长
管道运输（管道）	连续	大	便宜	气体、液体、连续性强	货损货差少、连续运输	适合产品较少

药品经营企业应根据自身经营情况以及药品的性质，选择合适的运输方式。

1. **航空运输** 速度快、成本高，适合在特殊情况下运输贵重药品和急救药品，特别是有政府指令的救灾、抢险、抢救药品。

2. **水路运输** 运量大、成本低，但受海洋与河流的地理分布及其地质、地貌、水文与气象等条件和因素的影响较大，适合运输对速度和资金周转要求不高的药品。

3. **公路运输** 机动灵活，适应性强，可实现"门到门"直达运输，尤其在中、短途运输中，运送速度较快。但是公路运输运量不如铁路和水路那么大，运费也相对铁路和水路高，不适宜跨省市长距离运输药品。

4. **铁路运输** 运输能力强，比公路运输和水路运输都快，运行速度快，运输成本比航空运输低廉，运输安全性高、风险小，受天气因素影响小，在中长距离的药品运输领域应用广泛。

5. **管道运输** 运输比公路和水路都快，运量大、占地少、安全性高，并可实现自动控制。可省去水路运输和公路运输的中转环节，缩短运转周期、运输成本低、提高运输效率。

（二）药品配送的基本形式

1. **定时配送** 是一种按照固定的时间间隔的配送服务一般药品采用"日配"或者"小时配"的方式，原则是从接受订单到送达不超过24个小时（图5-2）。

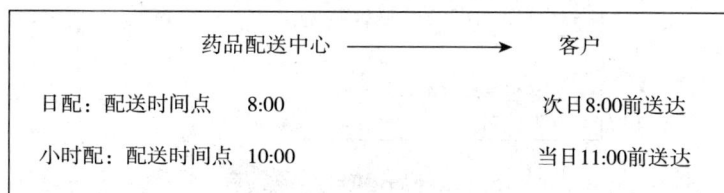

```
          药品配送中心  ──────────▶  客户

日配：配送时间点    8:00            次日8:00前送达

小时配：配送时间点  10:00           当日11:00前送达
```

图5-2 定时配送

2. **准时配送** 是指按照客户规定的时间，双方协议配送的服务。通常准时配送不随意改动配送时间，配送的品种也不轻易改变（图5-3）。

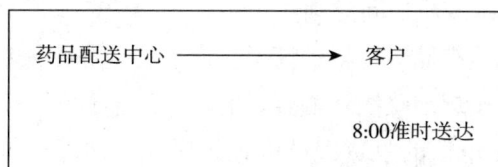

```
     药品配送中心  ──────────▶  客户

                              8:00准时送达
```

图5-3 准时配送

3. **定时、定路线配送** 是指配送的车辆每天按照固定的行车路线、固定的时间进行的配送服务。这种药品配送方式的服务对象一般是在繁华、交通拥挤路段的商业区药店或医院（图5-4）。

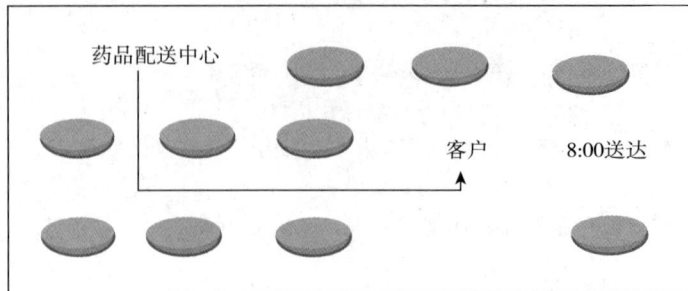

图5-4 定时、定路线配送

4. **共同配送** 是指在一定合理区域范围内，为使物流合理化，由若干个定期需求的货主，共同要求某一个运输企业利用同一个运输系统来完成配送的服务。

（三）药品运输及配送流程

药品运输和配送过程，是由专门的药品运输和配送人员完成的。在整个运输和配送过程中，运输和配送人员在装卸搬运过程中，按要求轻拿轻放、堆码牢固，重下轻上，缓不围急（图5-5）。

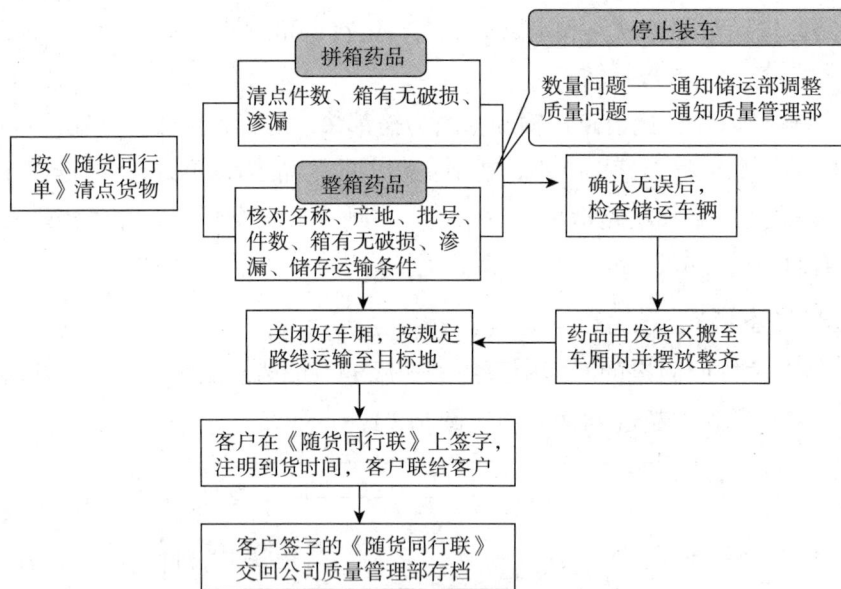

图5-5 药品运输与配送流程

1. **清点货物** 装车前，运输和配送人员按照《随货同行单》清点需要配送的药品及其他物品。

（1）对于拼箱药品需要清点件数、箱有无破损、渗漏。

（2）对于整箱药品需要核对名称、产地、批号、件数、箱有无破损、渗漏、储存运输条件。

（3）清点过程中，若发生数量或质量问题则停止装车。

2. **检查确认** 确认无误后，检查储运车辆的情况，而后将药品由发货区搬至车厢内摆放整齐。

3. **路线选择** 关闭好车厢，按规定路线运输至目的地。运输和配送人员应选择安全适宜路线。

4. **购货单位收货验收** 购货单位的收货人员检查无误后，在《随货同行单》上签字，并注明到货时间，客户联留给购货单位。

5. 存档 运输和配送人员将签字的《随货同行单》交回公司储运部门存档。

（四）药品运输及配送的注意事项

1. 一般药品运输及配送工具的注意事项 一般药品运输及配送应当选用封闭式货物的运输工具。运输及配送一般药品，应当根据药品的包装、质量特性，并针对车况、道路、天气等因素，选用适宜的运输工具，采取相应措施防止出现破损、污染等问题。发货前应当检查运输工具，发现运输条件不符合规定的，不得发运。

2. 一般药品运输及配送包装的注意事项 企业应当严格按照外包装标示的要求搬运、装卸、运输药品。药品运输时，针对运送药品的包装条件及道路状况，采取相应措施，防止药品的破损和混淆，还应根据药品理化性质选择合适的运输方式，铁路运输不得使用敞车。水路运输不得配装在舱面。公路运输应遮盖严密捆扎牢固，防止破损、污染及混药事件发生。因此必要时候可以选择衬垫、防霉包装、防潮包装、密封包装、真空包装和防破损包装等相应措施，同时需要根据标识进行装卸搬运药品。主要的药品包装标示如图5-6所示。

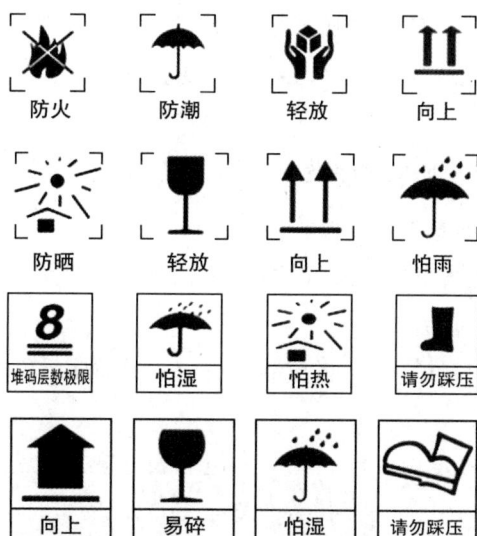

防火	防潮	轻放	向上
防晒	轻放	向上	怕雨
堆码层数极限	怕湿	怕热	请勿踩压
向上	易碎	怕湿	请勿踩压

图5-6 药品包装标识

3. 一般药品运输及配送过程的注意事项 储存运输设施设备的定期检查、清洁和维护应当由专人负责，并建立记录和档案。企业应当按照质量管理制度的要求，严格执行运输操作规程，并采取有效措施保证运输过程中的药品质量与安全。已装车的药品应当及时发运并尽快送达。运输药品过程中，运载工具应当密闭，有条件的情况下应当对在途药品实行GPS跟踪定位。某制药企业药品运输及配送管理制度见附录14。

4. 一般药品委托运输及配送过程的注意事项 按照GSP要求，企业委托其他单位运输药品的，应当对承运方运输药品的质量保障能力进行审计，索取运输车辆的相关资料，符合本规范运输设施设备条件和要求的方可委托。

（1）签订委托运输协议 药品委托运输及配送时，企业应当要求并监督承运方严格履行委托运输协议，防止因在途时间过长影响药品质量。企业委托其他单位运输药品的，应当对承运方运输药品的质量保障能力进行审计，索取运输车辆的相关资料，符合GSP运输设施设备条件和要求的方可委托。

（2）保留委托运输记录 企业委托运输药品应当有记录，实现运输过程的质量追溯。记录至少包括发货时间、发货地址、收货单位、收货地址、货单号、药品件数、运输方式、委托经办人、承运单位，采用车辆运输的还应当载明车牌号，并留存驾驶人员的驾驶证复印件。记录应当至少保存5年。

（3）明确委托运输时限　企业委托运输药品应当与承运方签订运输协议，明确药品质量责任、遵守运输操作规程和在途时限等内容。

六、危险药品运输及配送

危险药品是指那些具有高度毒性、易制爆、易挥发、易渗漏、易燃等药品，以及需要低温、恒温、无菌等特殊运输条件的药品。为保障特殊药品的安全性和有效性，加强危险药品运输过程中监管和管理，规范危险药品运输作业，应严格遵守《特殊药品运输管理制度》的相关规定。

（一）危险药品运输及对运输人员要求

危险药品运输人员必须经过特殊药品运输培训，并持有相关证书。运输人员必须具备相应的安全意识，严格遵守公司规定的特殊药品运输作业程序，避免事故发生。运输人员必须做好自身和特殊药品的安全防护工作。对道路运输驾驶人员要求严格做到"八不"原则，即"不超载超限、不超速行车、不强行超车、不开带病车、不开情绪车、不开急躁车、不开冒险车、不酒后开车"。驾驶人员必须保证精力充沛，谨慎驾驶，严格遵守道路交通规则和交通运输法规。驾驶人员不得违章作业，驾驶人员连续驾驶时间不超过4小时。

（二）危险药品运输及对配送驾驶车辆要求

1.危险药品　指能对人体或环境产生危害的物质，包括易燃、易爆、有毒、有害、放射性等类别的药品。危险药品，除按一般药品运输的要求办理外，还必须严格遵照交通部《危险货物运输规则》的各项规定，做好安全运输工作。

2.危险药品运输　指在规定的时间内，将危险药品从一个地点移动到另一个地点，并包括运输前、运输中和运输后的所有活动。

危险药品发运前，应检查包装是否符合危险货物包装表的规定及品名表中的特殊要求，箱外有无危险货物包装标志，然后按规定办好托运、交付等工作。装车、装船时，应严格按照"危险货物配装表"规定的要求办理；在装卸过程中，不能摔碰、拖拉、摩擦、翻滚，搬运时要轻拿轻放，严防包装破损。

◎ 知识链接 --

危险药品管理职责

危险药品生产企业应对所生产的危险药品进行分类，并确定其危险品级别，制定相应的包装、标识、运输要求等。

危险药品运输企业应制定详细的运输方案，包括路线、运输方式、运输工具的选择和使用、装载和卸载等环节的操作规程，确保危险药品运输的安全。

各级运输管理部门和运输企业应对危险药品的运输做出详细规定并予以监督执行，包括规定危险药品的运输时限、运输线路、装载容量、驾驶员、押运员的考核和培训要求等。

各级药品监管部门应加强对危险药品生产和运输企业的监管，建立药品生产和经营者声誉评估机制，维护公众的健康和医疗安全。

3.危险药品运输的安全要求

（1）危险药品应按照规定的标准进行包装，并在外包装上标注危险等级包装类别、包装数量、生产企业名称和地址、运输商名称和地址等信息。

（2）运输过程中应使用符合标准的专用包装，如纸箱、木箱、塑料桶等，确保运输过程中的安全。

（3）危险药品运输车辆应符合国家道路交通运输的安全要求，并定期检查运输车辆的安全状况，及时维修和更换损坏部件。

（4）危险药品运输车辆应超速报警、避免高温天气和隔离其他易燃物品禁止抽烟、杜绝火源等触发事故的因素，确保运输过程安全。

（5）运输危险药品的驾驶员和押运员必须持有合格证书，并按规定进行驾驶和操作，如发现违章违规操作尤其是严重违规行为的，应给予处理并追究其责任。

七、特殊药品运输及配送

特殊药品主要包括麻醉药品、精神药品、放射性药品、放射性药品、生物制品、新型抗肿瘤药物和特殊药物。这些药品的特点是具有毒性、副作用大、使用方法复杂，对于患者的安全和药品的质量必须有特殊规定。

特殊药品运输企业在运输过程中必须严格遵守特殊药品的运输要求。运输时必须按照规定要求选择合适的运输方式，根据药品性质、适宜的运输温度进行调节等。特殊药品在运输过程中，必须防潮、防水、防强光、防震、防高温和低温等。在运输过程中，如果遇到交通堵塞、天气恶劣等环境因素，需要及时通知用户，并承担赔偿责任。

特殊药品运输企业在特殊药品运输过程中，必须建立专门质量管理体系。针对不同种类的特殊药品，确立相关职责、标准规范，每一个环节都应开展全面、有效的质量控制和质量检测。在特殊药品运输过程中，必须进行采样检测，确保药品的药效、纯度和质量符合国家相关标准规定。针对每个药品的特殊要求，制定特殊药品的质量控制标准，并加强质量监测和验收管理，确保每一批特殊药品的质量。

发运特殊管理的药品必须按照《麻醉药品和精神药品管理条例》《麻醉药品和精神药品运输管理办法》《医疗用毒性药品管理办法》《放射性药品管理办法》等有关规定办理，应尽量采取集装箱或快件方式，尽可能直达运输，减少中转环节，并由专人进行中转。

任务四　冷链运输的相关知识

PPT

许多需要冷藏、阴凉条件保管的药品从出厂到患者使用的整个链条上，常常出现"断链"现象尤其是冷链药品在流通过程中温度超标问题，已经严重影响到药品的内在质量，给广大的人民群众用药安全带来很大的隐患，按照新版GSP，国家局、省局、市局都有多个文件强调。冷链药品的管理目前已提升到关乎企业性命的位置高度，按照规定执行冷链药品的购进、运输、验收、储存、配送是铁的纪律，不得有半点马虎。

温度对药品质量有很大的影响，温度过高或过低都能使药品变质失效而造成损失。尤其是生物制品、血液制品、胰岛素类、疫苗及大部分靶向制剂和单克隆抗体只能储存在合适的规定温度范围内，以尽可能把温度对药品质量的影响减到最小。温度过低，会出现药品被冻结而产生药品冻融（冻融是由于温度降到0℃以下和升到0℃以上，而产生冻结和融化的一种物理作用和现象）过程，导致部分药品性状发生变化，进而有可能使药品变性或者失效。

一、药品冷链

冷链是指为保证医药产品在供应链（分销、储存）全过程中保持在符合温度范围内，使用经批准的、被验证过的系统和程序对温度敏感性药品的物流全过程进行控制管理，从生产企业成品库到使用前的整个储存、流通过程都必须处于规定的温度环境下，以保证药品质量的特殊供应链管理系统。药品冷链已经成为医药生产、批发、零售和消费各终端企事业单位长期和重要的基础建设设施。冷链药品包括冷藏和冷冻药品，是指对储存、运输有特殊温度要求的药品。冷藏药品运输过程中的温度应控制在 $2 \sim 10℃$，冷冻药品应控制在 $-25 \sim -10℃$。冷链药品的核心是保障冷链药品时刻处于特定温度环境。

冷藏、冷冻药品属于温度敏感性药品，在药品质量控制中具有高风险、专业化程度高、操作标准严格、设施设备专业等特点。

药品冷链涉及冷链药品的低温生产、低温运输与配送、低温储存、低温销售四个环节。冷链药品在药品生产企业生产后，就已经开始进入冷链流程，经仓储节点、流通渠道、运到销售终端，最后销售给消费者。

二、医药冷链药品

医药冷链药品，是指对药品贮藏、运输有冷藏、冷冻等温度要求的药品。如医院使用量较大的血液制品、各种胰岛素、抗生素等，绝大多数冷链药品对贮存和运输的过程都需要在严格限制的指标和保证药品有效期与药效不受损失的情况下进行，其中重要的就是不间断地保持低温、恒温状态，使冷链药品在出厂、转运、交接期间的物流过程以及在使用单位符合规定的冷藏要求而不"断链"。药品阴凉库冷链，是指温度符合 $0 \sim 20℃$ 的贮藏和运输条件，用于疫苗、生物制品保存。医药常温库运输，是指温度符合 $0 \sim 30℃$ 的贮藏和运输条件。

三、药品冷链的基本要求

（1）药品生产企业、经营企业、物流企业和使用单位采用专用设施，使冷藏药品从生产企业成品库到使用单位药品库的温度始终控制在规定范围，以保证易变质的药品品质。

（2）涉及冷藏药品生产、经营、使用单位以及承担冷藏药品物流运输的企业，必须建立完善的冷藏药品冷链管理制度。

（3）按照验证的结果和企业的实际情况制定合理的应急预案。应急预案应包括各系统可能发生的问题、应急的措施、紧急联系人员的姓名、职责、联系方式等。

（4）冷链系统设计的设施设备及运输途径等均必须经过验证、确认和批准后方可投入使用；设施设备及运输途径需要进行变更的，则必须再次进行验证、确认和批准后方可使用。

（5）冷藏药品的收货、验收、贮藏、养护、装箱、发运和使用中的各环节所涉及的操作人员，都应经过相关的质量管理部门和物流管理部门的培训，熟悉冷链基础知识、所经营冷藏药品的温（湿）度敏感性特点、产品分销特点等冷链管理内容。

（6）冷藏（保温）箱体的操作、使用、维护等人员必须经过产品温（湿）度敏感性特点、箱体适用条件、蓄冷剂预冷条件等知识的培训。

（7）冷链管理中所涉及的计算机系统的使用、温度记录仪的使用等，应对相关人员进行培训，操作人员应具有相应资质。

（8）冷链设备应有专人保管，定期进行维护保养并做好记录，记录至少保存3年。

（9）冷链设备应建立档案和清单，详细记录设备名称、生产厂家、购买日期、使用状况、设备来源、设备保管人、维修服务商等内容，长期保存设备使用说明书。

冷链药品在收货、验收、储存、养护、运输等环节以及各环节的衔接上，稍有疏漏都会导致产生严重的质量问题，必须采用最细致的制度、最先进的技术和最严格的标准进行管理。《冷藏、冷冻药品的储存与运输管理》共13条，是我国药品流通过程中第一个全面、系统、全供应链实施质量控制的管理标准，对冷链药品的物流过程做出了具体规定，对冷链药品的设施设备配置、人员条件、制度建设、质量追溯提出了具体的工作要求，明确了冷库、冷藏车及冷藏箱的技术指标，细化了操作规程，强调了人员培训，是药品经营企业开展冷链药品储存、运输管理的基本准则和操作标准。

◎ 知识链接

《冷藏、冷冻药品的储存与运输管理》

第一条　公司经营冷藏、冷冻药品的，应该按照《药品经营质量管理规范》的要求，在收货、查收、储藏、养护、出库、运输等环节，根据药品包装标示的贮藏要求，采用经过考证确认的设备、技术方法和操作规程，对冷藏、冷冻药品储藏过程中的温湿度状况、运输过程中的温度状况，进行实时自动监测和控制，保证药品的储运环境温湿度控制在规定范围内。

第二条　公司应该按照《药品经营质量管理规范》的要求，配备相应的冷藏、冷冻储运设备及温湿度自动监测系统，并对设备进行维护管理。

(一)冷库设计切合国家有关标准要求；冷库拥有自动调控温湿度的功能，有备用发电机组或双回路供电系统。

(二)按照公司经营需要，合理区分冷库收货查收、储藏、包装材料预冷、装箱发货、待办理药品寄存等地区，并有显然标示。查收、储藏、拆零、冷藏包装、发货等作业活动，必须在冷库内达成。

(三)冷藏车拥有自动调控温度的功能，其配置切合国家有关标准要求；冷藏车厢拥有防水、密闭、耐腐化等性能，车厢内部留有保证气流充分循环的空间。

(四)冷藏箱、保温箱拥有优秀的保温性能；冷藏箱具有自动调控温度的功能，保温箱配备蓄冷剂以及与药品隔绝的装置。

(五)冷藏、冷冻药品的储藏、运输设备配置温湿度自动监测系统，可实时采集、显示、记录、传送储藏过程中的温湿度数据和运输过程中的温度数据，并拥有远程及就地实时报警功能，可经过计算机读取和存储所记录的监测数据。

(六)定期对冷库、冷藏车以及冷藏箱、保温箱进行检查、维护并记录。

第三条　公司应该按照《药品经营质量管理规范》和有关附录的要求，对冷库、冷藏车、冷藏箱、保温箱以及温湿度自动监测系统进行考证，并依据考证确定的参数和条件，拟订设备的操作、使用规程。

第四条　公司应该按照《药品经营质量管理规范》的要求，对冷藏、冷冻药品进行收货检查。

(一)检查运输药品的冷藏车或冷藏箱、保温箱是否切合规定，对未按规定运输的，应该拒收。

(二)检查冷藏车或冷藏箱、保温箱到货时温度数据,导出、保留并查验运输过程的温度记录,确认运输全过程温度状况是否切合规定。

(三)切合规定的,将药品放置在切合温度要求的待验地区待验;不切合规定的应该拒收,将药品隔绝寄存于切合温度要求的环境中,并报质量管理部门办理。

(四)收货必须做好记录,内容包括:药品名称、数量、生产公司、发货单位、运输单位、发运地址、启运时间、运输工具、到货时间、到货温度、收货人员等。

(五)对销退后回的药品,同时检查退货方提供的温度控制说明文件和售出期间温度控制的有关数据。关于不能提供文件、数据,或温度控制不切合规定的,应该拒收,做好记录并报质量管理部门办理。

第五条 储藏、运输过程中,冷藏、冷冻药品的码放应当切合以下要求:

(一)冷库内药品的堆垛间距,药品与地面、墙壁、库顶部的间距切合《药品经营质量管理规范》的要求;冷库内制冷机组出风口100厘米范围内,以及高于凉风机出风口的地点,不得码放药品。

(二)冷藏车厢内,药品与厢内前板距离不小于10厘米,与后板、侧板、底板间距不小于5厘米,药品码放高度不得超过制冷机组出风口下沿,保证气流正常循环和温度均匀散布。

第六条 公司应该由专人负责对在库储藏的冷藏、冷冻药品进行重点养护检查。药品储藏环境温湿度高出规定范围时,应该实时采取有效举措进行调控,防备温湿度超标对药品质量造成影响。

第七条 公司运输冷藏、冷冻药品,应该根据药品数量运输距离、运输时间、温度要求、外部环境温度等情况,选择适宜的运输工具和温控方式,保证运输过程中温度控制切合要求。

冷藏、冷冻药品运输过程中,应该实时采集、记录、传送冷藏车、冷藏箱或保温箱内的温度数据。运输过程中温度高出规定范围时,温湿度自动监测系统应该实时发出报警指令,由有关人员查明原因,实时采取有效举措进行调控。

第八条 使用冷藏箱、保温箱运送冷藏药品的,应该按照经过考证的标准操作规程,进行药品包装和装箱的操作。

(一)装箱前将冷藏箱、保温箱预热或预冷至切合药品包装标示的温度范围内。

(二)按照考证确定的条件,在保温箱内合理配备与温度控制及运输时限相适应的蓄冷剂。

(三)保温箱内使用隔热装置将药品与低温省冷剂进行隔绝。

(四)药品装箱后,冷藏箱启动动力电源和温度监测设备,保温箱启动温度监测设备,检查设备运行正常后,将箱体密闭。

第九条 使用冷藏车运送冷藏、冷冻药品的,启运前应该按照经过考证的标准操作规程进行操作。

(一)提早翻开温度调控和监测设备,将车厢内预热或预冷至规定的温度。

(二)开始装车时封闭温度调控设备,并赶快达成药品装车。

(三)药品装车完成,实时封闭车厢厢门,检查厢门密闭情况,并上锁。

(四)启动温度调控设备,检查温度调控和监测设备运行状况,运行正常方可启运。

四、冷藏药品

冷藏药品是指对药品贮藏、运输有冷处、冷冻等温度要求的药品。冷处是指温度符合2~10℃的贮藏、运输条件。除另有规定外，生物制品应在2～8℃避光贮藏、运输。用于储存药品及生物制品等。

温度敏感的药品种类：疫苗、血液制品、单克隆抗体、胰岛素、干扰素、部分抗生素、其他蛋白类制剂。

温度敏感的医疗器材：检测诊断试剂、造影剂、医用手术器械耗材。

（一）冷藏药品管理制度

（1）检查、记录制度，每日检查、调节、记录冰箱温度，使其保持在2～8℃之间。

（2）采取措施防止不应冷冻的药品结冰。药品码放时，应与四壁间留有空隙，药品间也应留有空隙，不得混放，防止拿错妨碍空气流通。

（3）码放时，标签应向外。

（4）应按批号集中贮存。按批号远近依次或分开码放，以"用旧存新"为原则，将较早到期的药品放在前（上）边。

（5）不在冰箱存放食品及个人物品。挥发性有机试剂需冷藏的，应在专用冰箱内密闭保存。

（6）应常备完全冷冻的冰袋，以备停电时能较长时间地维持低温。停电时，非必需情况下，不得开启冰箱。

（7）用冰箱内的药品时，应尽量迅速，防止开门时间过长。

（8）及时向药剂科主任报告冰箱的非正常情况。

（9）2～8℃保存。

（二）冷藏药品运输管理规定

（1）冷藏药品应使用保温箱或冷藏车进行运输。

（2）运输冷藏药品时，应事先发出运行通知，标明运行方式、线路、运输人员、异常情况处理方案等事项。

（3）采用保温箱运输冷藏药品时，保温箱上应注明贮藏条件、启运时间、保温时限、特殊注意事项或运输警告，运输途中驾驶员应掌握好运行时间，确保冷藏药品在保温时间内送达。

（4）采用冷藏车运输冷藏药品时，应根据冷藏车标准装载药品。冷藏车在运输途中要使用自动监测、自动调控、自动记录及报警装置，对运输过程中进行温度的实时监测并记录，温度记录时间间隔设置不超过10分钟，数据可读取。

（5）驾驶人员在出行前应对冷藏车及冷藏车的制冷设备、温度记录显示仪进行检查，要确保所有的设施设备正常并符合温度要求。在运输过程中，要及时查看温度记录显示仪，如出现温度异常情况，应及时报告并处置。

（6）采用保温箱或冷藏车运输冷藏药品时，如遇中途停车，应将车辆停放在阴凉避光处并掌握好时间，避免阳光长时间暴晒，提高车厢内温度，影响药品质量。

（7）相关人员应认真正确填写冷藏药品冷链交接单，以便温度记录随药品及时移交收货方。

（8）建立健全冷藏药品贮藏运输设施设备档案，并对其运行状况进行记录，记录至少保存3年。

（三）冷链运输和配送的药品类别

冷藏的药品（冷链运输药品）包括所有的生物制品、所有的血液制品、所有的疫苗、部分活菌制剂、部分眼用制剂、部分抗肿瘤药物等，见表5-2。

表5-2　冷藏药品的种类

分类	名称	
胰岛素、胰岛素类似物及辅助用药	30/70混合重组人胰岛素注射液	
	精蛋白生物合成人胰岛素注射液	甘精胰岛素注射液
	精蛋白锌胰岛素注射液	赖脯胰岛素注射液
	精蛋白锌重组赖脯胰岛素混合注射液	
	精蛋白锌重组人胰岛素混合注射液	门冬胰岛素30注射液
	精蛋白锌重组人胰岛素注射液	门冬胰岛素注射液
	精蛋白重组人胰岛素注射液	生物合成人胰岛素注射液
	常规胰岛素	重组甘精胰岛素注射液
	重组人胰岛素注射液（常规型）	
维生素类	脂溶性维生素注射液（Ⅱ）	注射用水溶性维生素
抗菌药物	注射用替考拉宁	注射用头孢硫脒
	注射用醋酸卡泊芬净	注射用两性霉素B
抗肿瘤药	贝伐珠单抗注射液	多西他赛注射液
	酒石酸长春瑞滨注射液	卡莫司汀注射液
	利妥昔单抗注射液	尼妥珠单抗注射液
	西妥昔单抗注射液	亚叶酸钙注射液
	鸦胆子油乳注射液	重酒石酸长春瑞滨注射液
	重组人血管内皮抑制素注射液	注射用氨磷汀
	注射用硫酸长春地辛	注射用巴利昔单抗
	注射用硫酸长春新碱	注射用盐酸多柔比星
	注射用盐酸阿柔比星	注射用盐酸柔红霉素
	注射用达卡巴嗪	注射用异环磷酰胺
	注射用紫杉醇脂质体	紫杉醇注射液
	聚乙二醇干扰素α-2a注射液	重组人干扰素α-2b注射液
	聚乙二醇干扰素α-2b注射剂	注射用门冬酰胺酶
	注射用门冬酰胺酶	
血液系统用药	凝血酶冻干粉	
		蛇毒巴曲酶注射液
	重组人白细胞介素-2（125ALa）	重组人促红素注射液（CHO细胞）
	重组人粒细胞刺激因子注射液	重组人血小板生成素注射液
	注射用尖吻蝮蛇巴曲酶	注射用尿激酶
	注射用巴曲酶	注射用重组人白介素-11
		注射用重组人白介素-2
	注射用重组人凝血因子Ⅷ	注射用重组人粒细胞刺激因子CHO细胞
		肝素注射液
	低分子量肝素注射液	鱼精蛋白注射液
妇、产科用药	垂体后叶注射液	注射用绒促性素

分类	名称	
活菌制剂	口服酪酸梭酸活菌片	双歧杆菌乳杆菌三联活菌片
	双歧杆菌三联活菌散	双歧杆菌三联活菌胶囊
生物制剂	静注人免疫球蛋白（pH 4）	
	静注乙型肝炎人免疫球蛋白	卡介菌纯蛋白衍生物
	破伤风抗毒素	
	破伤风人免疫球蛋白	乙型肝炎人免疫球蛋白
	重组（酵母）乙型肝炎疫苗	重组人表皮生长因子衍生物
自制及外用制剂	拉坦前列素滴眼液	硫酸阿托品眼用凝胶
	氯化钾溶液	硫酸镁溶液（内服）
	氧化锌软膏	硝酸毛果芸香碱滴眼液
	重组人干扰素a-2b阴道泡腾胶囊	重组人干扰素a-2b凝胶
	外用重组人粒细胞巨噬细胞刺激因子凝胶	盐酸米诺环素软膏
其他	醋酸奥曲肽注射液	多烯磷脂酰胆碱注射液
	复方盐酸利多卡因注射液	鲑鱼降钙素
	前列地尔注射液	
	胸腺五肽注射液	重组人生长激素注射液
	注射用A型肉毒毒素（国产）	注射用玻璃酸酶
	注射用生长抑素	注射用胸腺法新
	注射用鼠神经生长因子（18U）	注射用盐酸地尔硫䓬
	注射用重组人生长激素	

五、冷冻药品

冷冻药品指对药品贮藏、运输有冷冻等温度要求的药品，冷冻指温度符合-25～-10℃的贮藏、运输条件。保存血浆、生物材料、疫苗、试剂等。冷冻药品比较少见，如抗癌药洛莫司汀胶囊和司莫司汀胶囊；治疗新生儿呼吸窘迫综合征的注射用牛肺表面活性剂（商品名：珂立苏）。

思政案例

触目惊心的"山东问题疫苗事件"

据调查，自2011年以来，在未获取任何药品经营许可的情况下，两名犯罪嫌疑人通过网上QQ交流群和物流快递，联系国内十余个省（市）的100余名医药公司业务员或疫苗非法经营人员，购入防治乙脑、狂犬、流感等病毒的25种儿童、成人用二类疫苗或生物制品，用"近效期"疫苗来顶包常效期疫苗，未经严格冷链存储运输加价销给全国24个省的300余名疫苗非法经营人员或少量疾控部门基层站点。

据警方披露的案情，犯罪嫌疑人自2010年起，非法购进25种儿童、成人用疫苗，未经冷链存储，就行销18个省份。疫苗最大的风险，来自控温。因为疫苗是一种脆弱的生物制品，对温度敏感，存储要在冷库、运输要靠专用冷藏车。除极个别种类的疫苗需要在零下20℃的低温冷库中存放外，一般的疫苗，需存放在2～8℃的常温冷库中。在警方抓捕犯罪嫌疑人的当天，下了雨，有点冷，但她圃放疫苗的仓库内，室温也有14℃。这些疫苗，就这样静静地堆在仓库里，无冷库、无冰块。此次所谓问题疫苗，是未冷链储运、临近保质期；因此疫苗在储运过程中存在过期、变质的风险。

该疫苗事件的发生是一个警示，提醒我们在疫苗治疗问题上不能掉以轻心，加强药品储存与运输卫生及方式的监管，确保民众用药健康和安全。

六、控温系统

控温系统包括主动控温系统和被动控温系统。

1. 主动控温系统　是指器件控制温度的设施设备，通过程序运行来调节、控制药品的贮藏、运输温度在设定的范围内，如冷库、冷藏车、冰箱。

2. 被动控温系统　是指通过非机电式方法控制温度的设备，如冷藏（保温）箱等。

? 想一想

1. 简述药品储存的基本原则。

2.《药品经营质量管理规范》中规定药品分类保管的储存条件都有哪些？

3. 一般药品的运输方式有哪些？

4. 危险药品的种类有哪些？

书网融合……

本章小结

附 录

附录1 某制药企业环境卫生管理制度

题目	环境卫生管理制度			编码：WS-001-01	共1页
制定	行政部	审核	行政部部长	批准	主管经理
制定日期	2019年11月	审核日期	2019年12月1日	批准日期	2019年12月1日
颁发部门	行政部	颁发数量	10	生效日期	2020年1月1日
分发单位	公司各部门				

一、目的

建立厂区环境卫生管理制度，保证厂内环境清洁卫生符合GMP要求。

二、适用范围

适用于厂区内环境卫生管理。

三、责任者

行政部部长及全体员工。

四、管理规程

1. 对厂区环境的卫生要求

1.1 厂区周围洁净，无垃圾及其他污物；

1.2 排水通畅无积水，无污水；

1.3 无蚊蝇繁殖场所；

1.4 混凝土地面平整、清洁、通畅、润湿不起尘；

1.5 不栽种产生花絮、绒毛、花粉等的植物。

2. 对厂区环境的管理

2.1 厂区室外不得存放生产用原辅料、设备仪器、包装材料、产品中间体、成品以及其他生产物料及用具；

2.2 土建工程时要做防尘处理，土建施工结束后，要及时将渣土、废砖、杂物外运；

2.3 厂区内不设垃圾站，生产活动中的废弃物采用有效的隔离措施暂时存放到指定地点，定时运到厂外指定地点；

2.4 厂区内设置与职工人数相适应的卫生设施；

2.5 厂区有专人每天负责清扫路面、厂区绿化、管理卫生设施、厂区卫生检查工作；

2.6 厂区禁止吸烟，禁止乱扔杂物、乱倒废水，对此要有醒目的公益标牌。

附录2 某制药企业洁净室卫生规程

题目	洁净室卫生规程			编码：WS-002-01	共1页
制定	生产部	审核	生产部部长	批准	主管经理
制定日期	2019年11月	审核日期	2019年12月1日	批准日期	2019年12月1日
颁发部门	行政部	颁发数量	10	生效日期	2020年1月1日
分发单位	公司各部门				

一、目的

明确和规定洁净区卫生的清洁方法和要求。

二、适用范围

适用于洁净区的清洁卫生。

三、责任者

洁净区生产人员。

四、内容

1. 清洁工作范围及内容

洁净生产区的清洁卫生工作。

2. 清洁方法及程序

2.1 清洁剂

名称：清洁饮用水、洗衣粉水溶液

配制方法：将洗衣粉和饮用水按1：10的比例直接配制，搅匀即可。

2.2 消毒剂

2.2.1 70%～75%乙醇溶液：将洁净的饮用水加入95%乙醇中，用酒精计测试其浓度，直至在规定的范围内。使用时，有吸收皮肤水分的作用，对伤口有刺痛感，故使用时应戴手套。

2.2.2 苯扎溴铵溶液：按使用说明书的配比进行配制，使用时应戴手套。

2.2.3 臭氧发生器：产生臭氧，进行空气消毒。按使用说明书使用。有刺鼻气味，使用时人员应离开洁净区。

2.2.4 甲醛溶液：用其40%的溶液（福尔马林溶液）。按$30ml/m^3$的用量加热熏蒸，温度25℃以上，RH 60%以上，密闭熏蒸12～14小时，熏蒸结束后换风。甲醛蒸气对眼、鼻、咽喉黏膜刺激性很强，使用时人员应离开洁净区，待换完风以后方能进入。

3. 清洁工作频次

按每日、每周、每月进行清洁。

附录 3　某制药企业物料进出生产区域清洁规程

题目	物料进出生产区域清洁规程			编码：WS-003-01		共 1 页
制定	生产部	审核	生产部部长	批准		主管经理
制定日期	2019 年 11 月	审核日期	2019 年 12 月 1 日	批准日期		2019 年 12 月 1 日
颁发部门	行政部	颁发数量	10	生效日期		2020 年 1 月 1 日
分发单位	公司各部门					

一、目的

保证物料卫生管理，制定物料进出生产区规程。

二、适用范围

适用于仓储、生产车间对物料卫生的管理。

三、职责

仓库库管员、车间领料员、操作工对本规程的实施负责。

四、程序

1. 使用物流通道进出物料，消毒剂、杀虫剂进出物料时要走"消毒剂专用货梯"。

2. 在仓库中，存放物料的外包装应保持清洁、整齐、完好，码放在指定区域。保持仓库干燥环境，避免物料受潮。仓库应做防虫措施，避免动物、昆虫进入仓库。

3. 车间领料员按"生产指令单"领取物料，并在指定位置摆放整齐。车间不允许堆积多余物料。生产结束后，及时清场。

4. 所有装物料的容器必须有状态标志，标明内容物的有关状态。

5. 凡进入操作间的物料应先在指定区域脱去外包装，然后进入操作室。

6. 物料退出生产区域时，使用物料通道搬运。

附录 4　某制药企业生产区设备清洁操作规程

题目	生产区设备清洁操作规程			编码：WS-004-01		共 1 页
制定	生产部	审核	生产部部长	批准		主管经理
制定日期	2019 年 11 月	审核日期	2019 年 12 月 1 日	批准日期		2019 年 12 月 1 日
颁发部门	行政部	颁发数量	10	生效日期		2020 年 1 月 1 日
分发单位	公司各部门					

一、目的

建立生产区设备清洁规程，保证生产工艺卫生，防止污染。

二、适用范围

适用于生产区设备的清洁卫生管理。

三、职责

操作人员负责本标准的实施；QA检查人员负责本规程的监督检查。

四、程序

1. 设备使用清洁工具：专用擦机布、塑料毛刷。

2. 清洁剂：洗涤剂、消毒剂。

3. 清洁频率

3.1 设备使用前、后各清洁1次。

3.2 更换产品时进行清洁。

3.3 设备维修后进行清洁。

4. 清洁方法

4.1 生产前用清洁水擦拭设备各部位表面。

4.2 生产结束后用毛刷清除设备上的残留物等，将可拆卸下来的各部件拆卸下来进行清洁。

4.3 用清洁剂擦去设备的油污，然后用清洁水将设备擦拭干净。

5. 购进的新设备首先在非生产区脱去外包装，用清洁布擦掉设备内、外的灰尘后方可进入操作室。

6. 每天清场、清洁后操作者在批生产记录上签字，QA检查员检查合格后签字确认，贴挂"已清洁"标识卡，并填写清场记录。

附录5 某制药企业生产区工艺卫生管理制度

题目	生产区工艺卫生管理规程			编码：WS-004-05	共1页
制定	生产部	审核	生产部部长	批准	主管经理
制定日期	2019年11月	审核日期	2019年12月1日	批准日期	2019年12月1日
颁发部门	行政部	颁发数量	10	生效日期	2020年1月1日
分发单位	公司各部门				

一、目的

规定药品在生产时，对一般生产区、控制区和洁净区的工艺卫生要求，特制定本制度。

二、适用范围

适用于生产、与生产有关的生产人员、管理人员和其他人员。

三、责任者

全体员工。

四、正文

1. 内容与要求

1.1 药品在生产过程中及前期原辅料处理过程中，必须保证清洁卫生。换班前后，均需彻底清洁，做到玻璃透亮，墙壁、门窗、工作台无尘埃、无杂物，地面无杂物、无积水，设备洁净。

1.2 生产场所禁止吸烟，禁止进食，非生产用品不得带入生产现场，不得利用生产设施洗涤、烘烤、晾晒其他与生产无关的物品。

1.3 进入生产现场，必须穿戴有相应卫生要求的工作衣、帽、鞋、口罩，同时摘掉身上所佩戴的饰品，不准穿戴工作衣、帽、鞋不得进入生产现场。

1.4 直接接药品的操作人员，必须洗手、消毒、戴一次性手套。

1.5 职工要定期进行健康检查，凡患肠道传染病、传染性肝炎、活动性肺结核、化脓性或渗出性皮肤病者，应主动报告，不得从事直接接触药品的工作。

1.6 各工序调换品种时，必须严格执行清场制度，保证容器、机械设备、包装物料、场地清洁，经清场确认无误后，方可进行下一道工序的生产。

1.7 包装使用的包装材料，必须清洁干燥，不得有杂物、灰尘、霉烂、虫蛀鼠咬等。

1.8 原辅料进入车间，均应集中在原料暂存间，按品种规格堆放整齐，封闭保存，并有领、发、核对手续，桶、袋清洁，有专人负责管理。

1.9 凡药材处理后，转移到任何岗位都必须有干净的器具包装，严防污染。

2. 检查

2.1 车间技术人员每日检查一次，并记录，进行考核。

2.2 生产部指定专人定期检查生产区的工艺卫生、洁净程序。指定专人检查生产区的清洁、消毒情况。检查后记录并签字。

2.3 生产部有关人员定期对各车间的工艺卫生进行抽查，并对其进行考核。

附录6　某制药企业员工卫生健康检查制度

题目	员工卫生健康检查制度			编码： WS-010-01	共1页
制定	生产部	审核	生产部部长	批准	主管经理
制定日期	2019年11月	审核日期	2019年12月1日	批准日期	2019年12月1日
颁发部门	行政部	颁发数量	10	生效日期	2020年1月1日
分发单位	公司各部门、存档				

一、目的

规定的个人卫生健康检查内容与要求，便于进行个人卫生管理，特制定本制度。

二、适用范围

适用于个人卫生健康检查管理。

三、责任者

行政部主任及全体员工。

四、正文

1. 员工进厂必须有体检证明，无重大疾病或传染病者可以录用，特别是直接从事生产人员，每年一次体检。检查出患有可能污染或影响兽药产品质量的疾病（传染病、精神病、药物过敏、皮肤病）的员工应主动报告，不得继续工作，痊愈后才能继续上岗。

2. 建立员工健康档案，掌握每个员工的健康情况。

3. 如果有刻意隐瞒病情的、患病不报的，仍继续从事直接接触物料生产，一旦发现，勒令其停止工作，接受处理，然后视情况调离本岗位。

附录7　某制药企业人员进出洁净区标准操作规程

一、目的

依据GMP制定人员进出车间洁净区标准操作规程，确保进出车间洁净区的人员不会对洁净区造成污染。

二、适用范围

本操作规程适用于进出车间洁净区的所有人员。

三、责任者

与产品质量有关的部门和车间，包括但不限于：采购部、生产部、运行保障部、质量部、中心化验室、车间。

四、职责

1. 起草本规程是工艺员的责任。

2. 审核本规程是质量管理部负责人的责任。

3. 批准本规程是质量授权人的责任。

4. 车间操作人员遵守本操作规程，生产管理人员确保本规程良好执行，QA检查员负责监督本规程的实施。

五、依据的法规

《药品生产管理规范》（2010年修订）。

六、进出B级区内容

1. 更鞋脱衣

1.1 进入B级更鞋柜外衣室，坐在更鞋柜外侧，脱下一般生产区工作鞋，脚尖朝外放入更鞋柜外侧相应编码位置，保持脚不落地，将身体转到更鞋柜内侧，从更鞋柜内侧取出B级更衣区域的拖鞋并穿上，穿上拖鞋后不得跨越到更鞋柜外侧区域，起身。

1.2 按照由下至上的顺序，依次脱一般生产区工作裤、工作上衣、工作帽。里面向内折叠整齐后，按照工作裤在下，依次为工作上衣、工作帽的顺序将其放在衣柜内相应的编码位置。

2. 洗手

2.1 打开洗手室的门，进入洗手室，关门。

2.2 走到洗手池旁，打开水龙头，将双手和前臂润湿。

2.3 取洗手液适量于掌中，两手交互十指交叉搓洗，互握手腕旋转搓洗，特别是指缝、指甲缝、手背和掌纹处应加强搓洗。

2.4 用流动的纯化水将洗手液冲洗干净，直到无滑腻感为止，关闭水龙头。

2.5 两手在水槽悬空轻轻抖落手上的水滴。

2.6 将双手伸至自动烘手器风口下，不得碰触烘手器，双手互不接触，翻动，吹干。

3. 穿洁净服

3.1 用肘压式的方法开门，进入穿洁净内衣室，关门。

3.2 将双手放在消手器下方8cm处，喷洒75%乙醇消毒，掌心对掌心揉搓；手指交错，掌心对手背揉搓；手指交错，掌心对掌心揉搓；双手互握，互搓指背；拇指在掌中转动揉搓；指尖在掌心摩擦。

3.3 戴眼镜的人员进入穿洁净内衣室后，将眼镜摘下，用镊子夹起浸润75%乙醇溶液的脱脂棉对眼镜进行充分擦拭消毒，将用过的脱脂棉放入垃圾桶内，将眼镜戴好。

3.4 更衣前先在地托外侧脱下缓冲鞋，站在地托上。按照编码进行取衣，打开无菌内衣袋，确认无菌内衣处于工作服状态标志牌上标示的有效期内；无菌内衣、工作帽、口罩、袜套是否齐全、配套；无菌内衣是否完好；检查无菌内衣编码，编码应专人专用。

3.5 进行穿无菌内衣，穿衣时按照由上至下的顺序：戴工作帽（帽子应盖住眉毛，头发不得外露），戴口罩（取出口罩，手只能接触口罩的系带，先确定口罩的上下朝向，戴上后，调整好位置，注意手不要触碰到脸部，口罩应遮住口鼻，与脸部没有空隙），穿上衣（勿使上衣外表面接触到手部、墙壁及地面），穿裤子（将上衣的下摆塞入裤子中，勿使裤子外表面接触到手部、墙壁及地面），穿鞋套（鞋套应套住裤脚），从手套箱内取出一次性无菌手套并核对手套袋外注明的手套号码，打开包装，捏住手套套口翻折部，将手套取出。注意：未戴无菌手套的手，只允许接触手套套口的向外翻折部分，不能碰到手套的外面。先用右手插入右手手套内，再用已戴好的右手指插入左手手折部的内侧面，帮助左手插入手套内，注意：已戴手套的手不可触及手套内面或未戴手套的手。

3.6 用肘压式的方法开门，进入穿洁净外衣室，关门。

3.7 按照编码取衣，打开无菌外衣袋，确认无菌外衣处于工作服状态标志牌上标示的有效期内；无菌外衣、口罩是否齐全、配套；无菌外衣是否完好、检查无菌外衣编码，编码应专人专用站在地托上进行更无菌外衣。更衣顺序：戴口罩（手只能接触口罩的系带，先确定口罩的上下朝向，戴上后，调整好位置，注意手不要触碰到脸，口罩应遮住口鼻，与脸部没有空隙），穿四连体服（从下向上套：抓住内表面恰当位置，先穿两只脚，穿上后双手伸进衣袖中将衣服撑起穿上，将手指伸进帽子内侧把帽子撑开套在头上，调整好位置，拉好拉链，系好带子，洁净服不要接触地面、墙面），穿袜靴，佩戴护目镜（已灭菌）。

3.8 从手套箱内取出一次性无菌手套并核对手套袋外注明的手套号码，打开包装，捏住手套套口翻折部，将手套取出。注意：未戴无菌手套的手，只允许接触手套套口的向外翻折部分，不能碰到手套的外面。先用右手插入右手手套内，再用已戴好的右手指插入左手手折部的内侧面，帮助左手插入手套内，注意：已戴手套的手不可触及手套内面或未戴手套的手。暂时不必将翻折部分翻回。

4. 更衣完毕，用肘压式的方式开门，进入气锁室，关门。对着整衣镜检查工作服、口罩穿戴是否整齐、合格。

5. 将双手放在消手器下消毒。

6. 用肘压式的方式开门，进入B级走廊，关门。经B级洁净走廊进入B级区域操作室。

7. 人员离开洁净区

7.1 人员经气锁室进入脱洁净衣室，将一次性无菌手套放入垃圾桶，脱下B级洁净区洁净服，放入回收桶内，然后传到通往C级洗衣整衣室的传递窗内，由C级进行清洗灭菌。

7.2 进入更鞋脱衣室，按从上到下的顺序穿戴好一般生产区工作帽、工作上衣、工作裤，坐在更鞋柜上，将身体转到更鞋柜外侧换上一般生产区工作鞋，离开。

8. 进入B级洁净区从事无菌操作的人员应严格执行《洁净区人员行为标准操作规程》。

9. 注意事项

9.1 为避免交叉污染，无菌内衣室同时进入人数不得超过2人。

9.2 为避免交叉污染，无菌外衣室同时进入人数不得超过2人。

9.3 各室门不许同时打开，随时关门。

9.4 B级洁净区穿戴的工作服不得穿离本区域。

9.5 洁净人员不得穿入具有脱落纤维性的衣物进入洁净区，应穿着一般区的工作服和工作鞋，不得化妆和佩戴饰物，女士应将长发全部盘起扎好。

9.6 未经培训的操作人员、无健康证人员及未经许可的人员不许进入B级洁净区。

9.7 每次进入B级洁净区，均应更换未穿过的已灭菌且在灭菌有效期内的洁净服。

9.8 未经培训的人员进入洁净区应由专人指导更衣方可进入。

七、进出C级区内容

1. 更鞋脱衣

1.1 进入C级更鞋柜外衣室，坐在更鞋柜外侧，脱下一般生产区工作鞋，脚尖朝外放入更鞋柜外侧相应编码位置，保持脚不落地，将身体转到更鞋柜内侧，从更鞋柜内侧取出C级更衣区域的拖鞋并穿上，穿上拖鞋后不得跨越到更鞋柜外侧区域，起身。

1.2 男女分别进入男脱衣洗手室及女脱衣洗手室，按照由下至上的顺序，依次脱一般生产区工作裤、工作上衣、工作帽。里面向内折叠整齐后，按照工作裤在下，依次为工作上衣、工作帽的顺序将其放在衣柜内相应的编码位置。

2. 洗手

2.1 走到洗手池旁，打开水龙头，将双手和前臂润湿。

2.2 取洗手液适量于掌中，两手交互十指交叉搓洗，互握手腕旋转搓洗，特别是指缝、指甲缝、手背和掌纹处应加强搓洗。

2.3 用流动的纯化水将洗手液冲洗干净，直到无滑腻感为止，关闭水龙头。

2.4 两手在水槽悬空轻轻抖落手上的水滴。

2.5 将双手伸至自动烘手器风口下，不得碰触烘手器，双手互不接触，翻动，吹干。

3. 穿洁净服

3.1 用肘压式的方法开门，男女分别进入男穿洁净衣室及女穿洁净衣室，关门。

3.2 戴眼镜的人员进入穿洁净内衣室后，将眼镜摘下，用镊子夹起浸润75%乙醇溶液的脱脂棉对眼镜进行充分擦拭消毒，将用过的脱脂棉放入垃圾桶内，将眼镜戴好。

3.3 更衣前先在地托外侧脱下缓冲鞋，站在地托上。按照编码进行取衣，打开洁净服袋，确认洁净服处于工作服状态标志牌上标示的有效期内；检查洁净服、工作帽、口罩是否齐全、配套；洁净服是否完好；检查洁净服编码，编码应专人专用。

3.4 进行更洁净服操作，更衣时按照由上至下的顺序：站在地托上进行更洁净服，戴工作帽（帽子应盖住眉毛，头发不得外露），戴口罩（手只能接触口罩的系带，先确定口罩的上下朝向，戴上后，调整好位置，注意手不要触碰到脸，口罩应遮住口鼻，与脸部没有空隙），穿四连体服（从下向上套：抓住内表面恰当位置，先穿两只脚，穿上后双手伸进衣袖中将衣服撑起穿上，将手指伸进帽子内侧把帽子撑开套在头上，调整好位置，拉好拉链，系好带子，注意手部不能接触洁净服拉链头及系带以外的其他部分，洁净服不要接触地面、墙面和地坪）。

3.5 用肘压式的方法开门，进入气锁室，关门。

3.6 从手套箱内取出一次性无菌手套并核对手套袋外注明的手套号码，打开包装，捏住手套套口翻折部，将手套取出。注意：未戴无菌手套的手，只允许接触手套套口的向外翻折部分，不能碰到手套的外面。先用右手插入右手手套内，再用已戴好的右手指插入左手手折部的内侧面，帮助左手插入手套内，以手套口包裹住袖口，注意：已戴手套的手不可触及手套内面或未戴手套的手。

4. 更衣完毕，对着整衣镜检查工作服、口罩穿戴是否整齐、合格。

5. 将双手放在消手器下进行消毒，将双手放在消手器下方8cm处，喷洒75%乙醇消毒，掌心对掌心揉搓；手指交错，掌心对掌心揉搓；双手搓互搓指背；拇指在掌中转动揉搓；指尖在掌心摩擦。

6. 用肘压式的方式开门，进入C级走廊，关门。经C级洁净走廊进入C级区域操作室。

7. 人员离开洁净区

7.1 人员经C级走廊进入气锁室，将一次性无菌手套放入垃圾桶，男女分别进入男穿洁净衣室及女穿洁净衣室，脱下C级洁净区洁净服，放入对应的洁净服衣袋中，由C级洗衣人员按《洁净区工作服和工作鞋清洁消毒标准操作规程》进行清洗灭菌。

7.2 进入男、女脱衣洗手室，按从上到下的顺序穿戴好一般生产区工作帽、工作上衣、工作裤，坐在更鞋柜上，将身体转到更鞋柜外侧换上一般生产区工作鞋，离开。

8. 进入C级洁净区从事无菌操作的人员应严格执行《洁净区人员行为标准操作规程》。

9. 注意事项

9.1 为避免交叉污染，穿洁净衣室同时进入人数不得超过2人。

9.2 各室门不许同时打开，随时关门。

9.3 C级洁净区穿戴的工作服不得穿离本区域。

9.4 洁净人员不得穿入具有脱落纤维性的衣物进入洁净区，应穿着一般区的工作服和工作鞋，不得化妆和佩戴饰物，女士应将长发全部盘起扎好。

9.5 未经培训的操作人员、无健康证人员及未经许可的人员不许进入C级洁净区。

9.6 每次进入C级洁净区，均应更换未穿过的已灭菌且在灭菌有效期内的洁净服。

9.7 未经培训的人员进入洁净区应由专人指导更衣方可进入。

八、进出D级区内容

1. 更鞋脱衣

1.1 进入D级更鞋柜外衣室，坐在更鞋柜外侧，脱下一般生产区工作鞋，脚尖朝外放入更鞋柜外侧相应编码位置，保持脚不落地，将身体转到更鞋柜内侧，从更鞋柜内侧取出D级更衣区域的拖鞋并穿上，穿上拖鞋后不得跨越到更鞋柜外侧区域，起身。

1.2 按照由下至上的顺序，依次脱一般生产区工作裤、工作上衣、工作帽。里面向内折叠整齐后，按照工作裤在下，依次为工作上衣、工作帽的顺序将其放在衣柜内相应的编码位置。

2. 洗手

2.1 走到洗手池旁，打开水龙头，将双手和前臂润湿。

2.2 取洗手液适量于掌中，两手交互十指交叉搓洗，互握手腕旋转搓洗，特别是指缝、指甲缝、手背和掌纹处应加强搓洗。

2.3 用流动的纯化水将洗手液冲洗干净，直到无滑腻感为止，关闭水龙头。

2.4 两手在水槽悬空轻轻抖落手上的水滴。

2.5 将双手伸至自动烘手器风口下，不得碰触烘手器，双手互不接触，翻动，吹干。

3. 穿洁净服

3.1 用肘压式的方法开门，进入穿洁净衣室，关门。

3.2 戴眼镜的人员进入穿洁净内衣室后，将眼镜摘下，用镊子夹起浸润75%乙醇溶液的脱脂棉对眼镜进行充分擦拭消毒，将用过的脱脂棉放入垃圾桶内，将眼镜戴好。

3.3 更衣前先在地托外侧脱下缓冲鞋，站在地托上。按照编码进行取衣，打开洁净服袋，确认洁净服处于工作服状态标志牌上标示的有效期内；检查洁净服、工作帽、口罩是否齐全、配套；洁净服是否完好；检查洁净服编码，编码应专人专用。

3.4 进行更洁净服，先戴口罩，取出口罩，手只能接触口罩的系带，确定口罩的上下朝向，戴上后，调整好位置，注意手不要触碰到脸，口罩应遮住口鼻，与脸部没有空隙，系好带子；穿上衣帽子连体服，抓住内标签从洁净服整衣袋内拿出上衣帽子连体服，抖动理顺，把上衣下摆向外翻至易于穿着的位置，穿上，然后把折叠的部分放下，调整连体帽的位置；穿裤子袜套连体服，将裤腰部分外翻至易于穿着的位置，将一条腿穿好后，把脚伸进工作鞋，再穿另一只脚，穿好裤子后，将上衣的下摆塞入裤子中。穿衣过程中手部不得碰触洁净服外表面。

4. 进入气锁室，检查工作服、口罩穿戴是否整齐、合格。

5. 将双手放在消手器下进行消毒，将双手放在消手器下方8cm处，喷洒75%乙醇消毒，掌心对掌心揉搓；手指交错，掌心对掌心揉搓；双手搓互搓指背；拇指在掌中转动揉搓；指尖在掌心摩擦。

6. 用肘压式的方式开门，进入D级区域操作室。

7. 人员离开洁净区

7.1 经气锁室进入穿洁净衣室，脱下D级区洁净服，放入整理箱；脱工作鞋，换上缓冲鞋。

7.2 进入脱衣洗手室，按照由上至下的顺序穿戴好一般生产区工作帽、工作上衣、工作裤。

7.3 进入更鞋室，脱下缓冲鞋脚尖向外放入更鞋凳内侧柜内，换上一般生产区工作鞋，离开。

8. D级区域工作服、帽、鞋按《洁净区工作服和工作鞋清洁消毒标准操作规程》进行更换清洗，及时填写《洁净区工作服清洗灭菌使用记录》。

9. 注意事项

9.1 为避免交叉污染，穿洁净衣室同时进入人数不得超过2人。

9.2 各室门不许同时打开，随时关门。

9.3 D级洁净区穿戴的工作服不得穿离本区域。

9.4 洁净人员不得穿入具有脱落纤维性的衣物进入洁净区，应穿着一般区的工作服和工作鞋，不得化妆和佩戴饰物，女士应将长发全部盘起扎好。

9.5 未经培训的操作人员、无健康证人员及未经许可的人员不许进入D级洁净区。

9.6 每次进入D级洁净区，均应更换未穿过的已灭菌且在灭菌有效期内的洁净服。

9.7 未经培训的人员进入洁净区应由专人指导更衣方可进入。

九、相关文件

《洁净区工作服和工作鞋清洁消毒标准操作规程》《洁净区人员行为标准操作规程》。

附录 8　某制药企业物料进出洁净区标准操作规程

一、目的

建立物料进出洁净区标准操作规程，避免物料交叉污染，保证生产环境符合工艺卫生要求。

二、依据

1. GMP（2010 年修订）。

2. 药品 GMP 认证检查评定标准。

3. 适用范围

3.1　洁净区的物料进出。

3.2　进出洁净区的物料包括原辅料、内包装材料等。

4. 责任

物料员、其他需传递物料进入的人员包括设备维修人员、QA 人员等对本规程的实施负责，质量部对本规程的实施进行监督。

5. 内容

5.1　物料及其他用品进入洁净区程序：物料首先应按《物料进出一般生产区标准操作规程》进入一般生产区。

5.2　需进入洁净区的物料，转移至缓冲间，使用 75% 乙醇擦拭消毒；若使用传递窗的小件物品，如批生产记录、相关文件、签字笔等，应开启紫外灯照射 15 分钟以上，高级别的洁净区域方可取出物品。操作过程应注意缓冲间或传递窗的两侧门窗不得对开。

5.2.1　如物料在传递过程中，低级别区域有紧急物品需要传递，则可以临时关闭紫外灯，将需传递的物品放入，紫外照射的时间重新计算。

5.2.2　清洁、消毒工作由物料传递人员负责。

5.2.3　使用紫外灯时需填写"紫外灯使用记录"。

5.3　退出程序：与进入洁净区程序相反，退出前车间物料员应将物料恢复外层包装，便于下次进入洁净区时脱去最外层包装。操作过程应注意缓冲间或传递窗的两侧门窗不得对开。

5.4　废弃物应密闭传递，一般应从废弃物专用通道传出，如无废弃物专用通道，则不得与物料同时传递，应单独传递，及时清理。

5.5　物料在进出前后必须认真进行核对，发现异常情况及时向上级领导或 QA 报告。

5.6　在搬运过程必须注意安全，小心操作、轻拿轻放。

5.7　小件物品可经传递窗直接传出洁净区。

附录9 某制药企业清场标准操作规程

颁发部门： 质量管理部	标题： 清场操作规程	颁发日期： 　　年　月　日
编码及修订号： SOP-WS01-18-03		生效日期： 年 月 日
编写人：	审核人：	批准人：
编写日期：　年　　月　日	审核日期：年 月 日	批准日期：年 月 日
分发部门：生产管理部 生产车间		此标准取代：

一、目的

建立生产车间各工序清场操作规程，防止产品产生污染、交叉污染及生产操作发生差错和混淆，保证产品质量。

二、范围

适用于各生产车间所有工序的清场。

三、责任

岗位操作人员、质量部QA人员负责实施，车间主任、质量部负责监督。

四、程序内容

1. 为防止药品生产中不同批号、品种、规格之间的污染和交叉污染，各生产工序在生产结束、更换品种、更换规格及更换批号前，应彻底清理及检查执业场所。预防混药、混批事故的发生。

2. 清场内容

2.1 生产前

应检查"清场合格证"，若超出清洁效有期则应重新清场。

物料清理：无与本批生产无关的物料、杂物。

文件清理：无与本批生产无关的指令、记录、文件。

设备清理：设备内、外表面无前次生产遗留的药品，无油垢。

器具清理：使用的工具、容器应清洁无可见异物，无前次产品的残留物。

环境卫生：顶棚、墙壁、地面、门窗、室内照明灯、风管、开关箱外壳应无积尘、积水、药液、结垢。

状态标识清理：取下"清场合格证"标识，纳入批生产记录。同时挂上"正在生产"标识。

2.2 每天生产结束

物料清理：生产结束，清理设备生产过程中产生的废弃物，清除出操作间。

设备清理：清理设备内及设备表面的剩后物料，不得有物料遗留。

容器、工具清理：生产结束用按《器具清洁操作规程》对工具、容器进行清洁。

环境卫生：清扫地面，使无积尘、杂物。

2.3 每批生产结束

物料清理：生产结束，检查物料平衡无误后，将产品清出操作间交中间站或入库。核对剩余物料无误后，分别做出标识退回仓库。不合格物料按《不合格品管理程序》进行处理。

文件清理：将本批生产指令、记录、文件等整理后交给车间管理员。

设备清理：生产结束，按《设备清洁操作规程》对生产设备进行清洁，对捕尘系统收集的粉尘进行清理。

容器、工具清理：生产结束，按《器具清洁操作规程》对容器、工具进行清洁后，摆放在指定位置。

环境卫生：清洁操作间顶棚、墙壁、地面、高效送风口、回风口、除尘罩、门窗（传递窗）等，做到无积水、药液、积尘、结垢。

状态标识清理：取下"正在生产"标识，QA检查清场合格后挂上"清场合格证"。

3. 清洁工具：避免使用易脱纤维、脱屑、发霉的清洁工具。

4. 清洁工具的清洁和存放：清洁工具使用完后清洁干净，存放于指定的存放间。

5. 清场检查

5.1 操作人员清场结束，由QA人员检查合格后发放"清场合格证"，并在操作间门上进行标识。清场不合格的重新返工，直至合格。

5.2 凡清场合格的操作间，不得随意摆放物品，人员不得随意进入。

6. 填写清场记录

6.1 生产操作人员清场结束后，应认真填写清场记录。记录内容包括操作间编号、产品名称、批号、生产工序、清场日期、检查项目及结果、清场人及QA检查人签名。

6.2 清场记录应纳入批生产记录。

清场记录

清场前产品名称：		规格：	批号：	操作间编号：
清场内容及要求		检查结果		
1	操作间内无前批遗留物、废弃物	符合规定	不符合规定	
2	操作间内无无关指令、规程、记录等	符合规定	不符合规定	
3	门窗、墙面、顶棚应清洁，无尘、无垢	符合规定	不符合规定	
4	地面清洁，无积水	符合规定	不符合规定	
5	灯具、开关、管道应清洁，无尘、无垢、无异物	符合规定	不符合规定	
6	设备及容器、外应清洁，无异物	符合规定	不符合规定	
7	容器具应清洁无异物，并置指定位置	符合规定	不符合规定	
8	送风口、回风口、除尘罩应清洁，无尘、无垢	符合规定	不符合规定	
9	地漏清放置消毒	符合规定	不符合规定	
10	卫生洁具清洁，并置指定位置	符合规定	不符合规定	
11	其他	符合规定	不符合规定	
清场人：		清场日期： 年 月 日		
QA检查人：		检查日期： 年 月 日		
备注：				

附录10　某DGL-B型立式高压蒸汽灭菌器使用标准操作规程

一、目的

本规程旨在规范高压蒸汽灭菌器的使用，确保药品生产过程中的无菌操作，保障产品质量和人员安全。

二、适用范围

本规程适用于使用DGL-B型立式高压蒸汽灭菌器的操作人员。

三、操作前准备

1. 操作人员上岗前必须经过设备工作原理、性能特征以及现场操作等知识的培训，熟悉压力容器操作要领，并具有一定的灭菌操作相关知识以及实际操作能力。

2. 检查灭菌器设备是否完好无损，各部件连接是否牢固。

3. 确认灭菌器内无遗留物品，关闭灭菌器门并锁紧。

4. 准备灭菌用水，确保水质符合标准要求。

5. 根据待灭菌物品的种类和数量，选择合适的灭菌程序和参数。

6. 灭菌工作过程中应有专业人员看管并做好灭菌器运行记录，防止发生意外或事故。

四、操作步骤

1. 加水、堆放　转动手轮数圈使灭菌器盖充分提起，移开灭菌器盖，取出灭菌网篮。关紧放水阀，向灭菌桶内注入清水，水位至标识线。连续使用时，需在每次灭菌后补足水量。将包扎完的待消毒的物品有顺序的装入灭菌网篮内，避免重叠，相互之间留有间隙，以保证热蒸汽畅通，提升灭菌效果。待消毒的物品需注意留出安全阀放气孔空隙，谨防安全阀气孔堵塞。

2. 通电　打开灭菌器电源，启动设备，完成设备自检。

3. 密封　顺时针旋转手轮，使灭菌器盖与下法兰压紧，加力使之充分密合。

4. 设置　设定灭菌温度、压力和时间等参数，确保符合灭菌要求。

5. 升温　按启动键后，设备开始运行，温度升至102℃后设备自动关闭放气阀。

6. 灭菌　开始灭菌程序，监控灭菌过程中的温度、压力和时间等参数，确保稳定达标。

7. 灭菌结束　灭菌结束后，待灭菌器内部压力降至安全范围内，再打开灭菌器门，取出灭菌物品。待其冷却直至压力表指针回至零位，戴上防护手套开盖取出物品。

8. 灭菌效果检测　对灭菌物品进行质量检查，确保符合无菌要求。

五、注意事项

1. 当灭菌液体结束时不得立即释放蒸气，必须直至压力表指针回复到零位后方可排放余气。

2. 仅对试管、烧杯等容器进行灭菌处理时，必须将其开口部朝下或横向放置。

3. 操作过程中应佩戴防护手套和眼镜，避免高温蒸汽烫伤。

4. 灭菌过程中应保持灭菌器周围环境的整洁，避免影响灭菌效果。

5. 定期对灭菌器进行维护和保养，确保设备性能良好。

6. 如发现灭菌器出现故障或异常情况，应立即停止操作，并及时报告维修人员进行处理。

六、记录与报告

1. 每次使用灭菌器时，应记录灭菌时间、温度、压力等参数，以及灭菌物品的名称、数量和灭菌效果等信息。

2. 定期对灭菌器的运行情况进行总结和分析，发现问题及时改进。

3. 如发生灭菌失败或其他异常情况，应立即报告相关部门，并采取相应措施进行处理。

七、附录

1. 高压蒸汽灭菌器设备操作说明书

2. 灭菌物品清单及质量标准

3. 灭菌效果监测记录表

本规程自发布之日起执行，如有修改或补充，请及时更新并通知相关人员。

附录 11　某制药企业机动门纯蒸汽灭菌器使用标准操作规程

一、目的

本规程旨在明确机动门纯蒸汽灭菌器的操作规范，确保灭菌过程的安全有效，保证药品生产的质量和安全。

二、适用范围

本规程适用于某药厂内所有使用机动门纯蒸汽灭菌器的操作人员。

三、操作前准备

1. 检查灭菌器设备是否完好无损，各项指示标志是否清晰。

2. 确认水源、电源、蒸汽源供应正常，压力、温度等参数符合灭菌要求。

3. 检查门封条是否完好，门是否紧密关闭。

4. 操作人员应穿戴好防护用品，如手套、防护眼镜等。

四、操作步骤

1. 打开灭菌器电源开关，启动灭菌器设备。

2. 设定灭菌温度、压力和时间等参数，确保符合灭菌要求。

3. 将待灭菌物品放入灭菌器内，注意摆放整齐，避免相互挤压。

4. 关闭灭菌器门，确保门封紧密。

5. 启动灭菌程序，开始灭菌过程。

6.灭菌过程中，操作人员应定期检查灭菌器各项参数是否正常，如有异常应及时处理。

7.灭菌结束后，等待灭菌器内压力降至安全范围后，打开门取出灭菌物品。

五、注意事项

1.操作过程中应严格按照本规程进行操作，不得随意更改参数或省略步骤。

2.灭菌过程中应保持灭菌器周围环境整洁，避免杂物干扰。

3.灭菌结束后，应及时清理灭菌器内部，保持设备清洁卫生。

4.如发现灭菌器设备故障或异常情况，应立即停止操作，并及时联系专业人员进行维修。

六、记录与报告

1.每次灭菌操作应详细记录操作时间、温度、压力、灭菌物品等信息。

2.如有异常情况或灭菌失败，应及时报告上级主管，并采取措施进行处理。

七、培训与考核

1.操作人员应接受相关培训，了解灭菌器的原理、操作方法和注意事项。

2.定期进行考核，确保操作人员能够熟练掌握操作技能，保证灭菌过程的安全有效。

八、修订与解释

本规程的修订与解释权归某药厂管理部门所有。如有需要，管理部门将根据实际情况对规程进行修订并发布新版本。

附录12　某制药企业干热灭菌箱使用标准操作规程

一、目的

本规程旨在明确干热灭菌箱的标准操作程序，以确保设备的正确、安全、有效运行，保障药品生产过程中的无菌要求。

二、适用范围

本规程适用于某药厂干热灭菌箱的使用和操作。

三、操作前准备

1.检查干热灭菌箱设备是否完好无损，各部件是否齐全，有无异常情况。

2.检查电源是否正常，接地是否可靠。

3.根据待灭菌物品的材质、尺寸和数量，选择合适的灭菌程序和参数。

4.穿戴好防护用品，如手套、口罩、防护眼镜等。

四、操作步骤

1.打开干热灭菌箱门，将待灭菌物品放入箱内，注意物品摆放要均匀，避免重叠或堆积，不要堆放过挤。

2.关闭干热灭菌箱门，并确保门密封良好。

3.打开电源开关，设置灭菌温度、时间和程序等参数。

4.启动干热灭菌箱，开始灭菌过程。在灭菌过程中，应注意观察设备运行状态，如有异常情况应及时处理。

5. 灭菌完成后，关闭电源开关，待设备冷却至室温后，打开干热灭菌箱门，取出灭菌物品。

6. 对灭菌物品进行质量检查，确保灭菌效果符合要求。

五、注意事项

1. 在使用干热灭菌箱前，应详细阅读设备说明书，了解设备性能、操作方法和安全注意事项。

2. 灭菌过程中，应避免人员接触高温区域，以防烫伤。

3. 灭菌物品应放置在专用托盘中，不得直接接触设备内壁或加热元件。

4. 灭菌结束后，应及时清理设备内部和周围环境，保持整洁卫生。

5. 定期对干热灭菌箱进行维护和保养，确保设备性能稳定可靠。

六、记录与报告

1. 对每次使用干热灭菌箱的情况进行记录，包括灭菌物品名称、数量、灭菌温度、时间等参数以及灭菌效果检查结果。

2. 如发现灭菌效果不佳或设备异常情况，应及时报告相关部门并采取措施进行处理。

附录13　某制药企业洁净室的消毒标准操作规程

一、目的

建立洁净室清洁、消毒程序，防止样品被环境中的微生物污染影响检测结果的准确性。

二、范围

本标准适用于QC洁净室的清洁、消毒。

三、职责

QC洁净室工作人员对本标准的实施负责。

四、程序

1. 清洁部位　层流净化台、地面、墙面、天花板、门窗及玻璃、把手等。

2. 清洁频度　操作前、操作后、每两周最后一个工作日。

3. 清洁工具　水桶、拖布、毛刷、海绵、清洁巾、橡胶手套等。

4. 清洁剂　取洗涤剂加纯化水配成适宜浓度摇匀即可。

5. 消毒剂（每月轮换使用）

5.1　5%甲酚皂溶液：取甲酚皂液加纯化水适量配成5%溶液，摇匀即可。

5.2　0.2%苯扎溴铵溶液：取苯扎溴铵适量加纯化水配制成0.2%溶液，摇匀即可。

5.3　75%乙醇溶液：取95%乙醇加纯化水稀释成75%溶液，摇匀即可。

6. 清洁方法

6.1　操作前的清洁消毒：操作前对工作间内各种表面、空气进行清洁或消毒。

6.1.1　层流净化台：用湿纱布擦拭后，用消毒剂擦拭消毒。

6.1.2　桌面：用湿纱布擦拭后，用消毒剂消毒。

6.1.3　地面：用清洁剂溶液擦拭后，用消毒剂擦拭消毒。

6.1.4　空气消毒：洁净室清洁、消毒后，打开层流净化台，使其开始运转，开启层流净化台紫外灯及洁净室紫外灯照射消毒30分钟，关闭紫外灯后，方可进行操作。

6.2 操作结束后的清洁消毒

6.2.1 整理工作台面：将使用过的器具放入铬酸洗液缸内浸泡12小时后清洗。收集各种废弃物，经消毒或灭菌后处理。

6.2.2 分别用清洁剂、消毒剂擦拭台面、桌面、地面。

6.2.3 所有废弃的活菌培养物以及盛装活菌培养物的器皿，均应放入蒸汽灭菌锅内高压灭菌，不能高压灭菌的应在铬酸洗液内浸泡12小时以上取出清洗晾干备用。

6.2.4 空气消毒：洁净室清洁、消毒后，开启洁净室及层流净化台紫外灯，照射消毒30分钟。

6.3 每两周工作结束后的清洁消毒

6.3.1 先用清洁剂、消毒剂擦拭室内各种表面：层流净化台、桌面、台面、所有门窗、墙壁、天花板、地面等。

6.3.2. 开启臭氧发生器进行消毒。

6.3.3. 开启紫外灯照射30~60分钟。

7. 清洁工具的清洗及存放　将清洁工具用洗涤剂清洗干净，并用消毒剂消毒后，置指定位置晾干备用。

8. 清洁效果评价

8.1. 肉眼检查：各种表面应光洁，无可见异物或污垢。

8.2 检测确认：

检测对象	测试方法	频率	标准		
			百级	万级	10万级
无菌室空气	裸置双碟	每星期一次	1个/皿	3个/皿	10个/皿

9. 超过规定标准时的处理程序

9.1 若层流净化台检测结果超过规定标准，应用尘埃粒子计数器找出其高效过滤器的泄露点并修补，必要时，请工程部更换高效过滤器或调风速。

9.2 其他测试结果超过规定标准时，应立即更换消毒剂，消毒后再进行测试。

附录14　某制药企业药品运输及配送管理制度

【依据】《药品管理法》《药品经营质量管理规范》

【责任人】运输、配送员执行本制度

一、运输部门运输药品时应当根据药品的包装、质量特性，并针对车况、道路、天气等因素，选用适宜的运输工具，采取相应措施防止出现破损、污染等问题。

二、驾驶人员在发运药品时，应当检查运输工具，发现运输条件不符合规定的，不得发运。运输药品过程中，运载工具应当保持密闭。装卸人员应当严格按照外包装标示的要求搬运、装卸药品，保证药品质量。

三、装卸人员按照复核人员转交的《发货复核回执单》和复核完毕的药品，点收无误后按客户顺序送入车内。

四、运输部门应当使用本公司验证合格的冷藏车、冷藏箱和保温箱对有温度控制要求药品进行运输。运输过程中，药品不得直接接触冰袋、冰排等蓄冷剂，防止对药品质量造成影响。

五、在冷藏、冷冻药品运输途中，驾驶人员应当开启公司实时监测系统，并记录冷藏车、冷藏箱或保温箱内的温度数据。

六、在运输途中如发生的设备故障、异常天气影响、交通拥堵等突发事件时，及时与公司有关人员联系，采取公司制定的冷藏、冷冻药品运输应急预案并实施。

七、运输二类精神药品及有关凭证，必须同客户当面点交，办理签收手续。

八、药品运输到达目的地时，货与随货同行单（票）同时送给客户，冷藏、冷冻运输的药品应同时将运输过程中的冷链监控数据交与客户，并办理签收手续。进口药品、生物制品和血液制品及相应的进口证件的复印件、检验报告书等资料同时送与客户（公司也可采用电子数据形式传递）。

九、采取运输安全管理措施，防止在运输过程中发生药品盗抢、遗失、调换等事故。特殊管理的药品应尽可能直达运输，减少中间环节，以防丢失或其他意外事故等，确保运输的安全。

十、运输完毕，将签收的回执单交有关部门保管，并做好运输记录。

参考文献

［1］国家药品监督管理局.药品GMP指南［M］.2版.北京：中国医药科技出版社，2023.

［2］本书编委会.药品生产质量管理规范解读［M］.北京：中国医药科技出版社，2011.

［3］本书编委会.现代药物制剂技术与应用［M］.北京：科学出版社，2022.

［4］杨元娟，李艳萍.生物药物［M］.北京：中国医药科技出版社，2021.

［5］李榆梅.药学微生物基础技术［M］.2版.北京：化学工业出版社，2014.